# Vitamine & Mineralstoffe

WO SIE VORKOMMEN UND WIE SIE WIRKEN

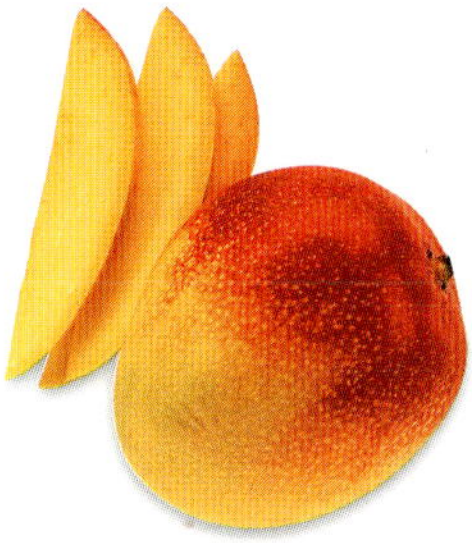

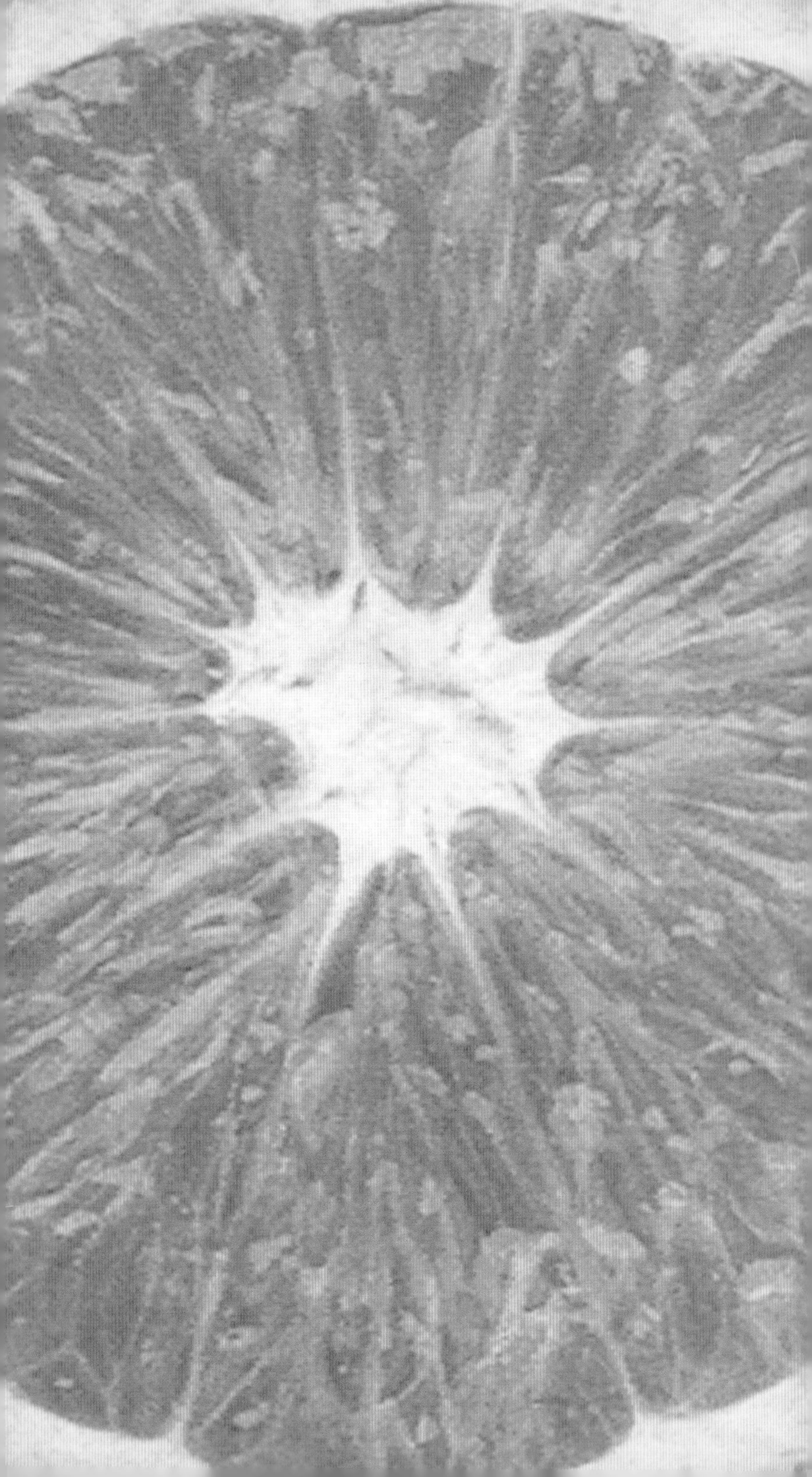

# Vitamine & Mineralstoffe

## WO SIE VORKOMMEN UND WIE SIE WIRKEN

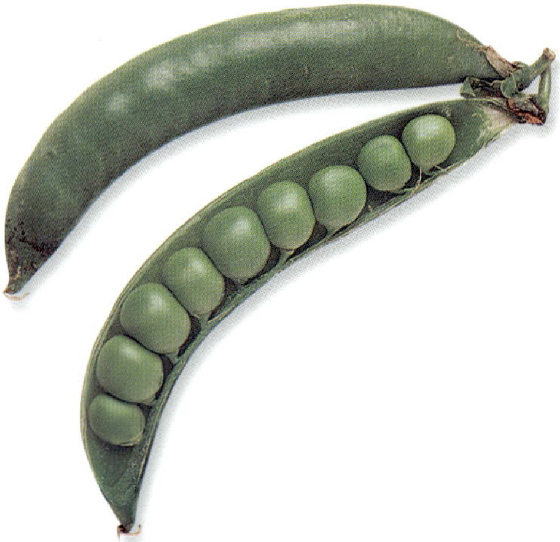

AMANDA URSELL

Dorling Kindersley
London · New York · München · Paris

Dorling Kindersley

**Projektbetreuung** Susannah Steel
**Bildbetreuung** Alison Lotinga
**Reihenbetreuung** Gillian Roberts
**Reihenbildbetreuung** Tracey Ward
**Cheflektorat** Mary-Clare Jerram
**Gestaltung (verantwortlich)** Tracy Killick
**DTP-Design** Louise Paddick and Louise Waller
**Herstellung** Maryann Rogers

Die Deutsche Bibliothek – CIP-Einheitsaufnahme

Ein Titeldatensatz für diese Publikation ist bei
Der Deutschen Bibliothek erhältlich.

Titel der englischen Originalausgabe:
Vitamins & Minerals Handbook



**Übersetzung** Alwine H. Schuler
**Redaktion** Redaktionsbüro Maryna Zimdars, München
**Satz** Easy Pic Library GmbH, München

ISBN 3-8310-0187-1

Printed in Italy

Die Autorin war bemüht, trotz der ständig neuen Forschungsergebnisse auf den Gebieten Ernährungswissenschaft und Medizin, so exakt und aktuell wie möglich zu informieren. Zur Behandlung spezieller Gesundheitsprobleme genügen die eher allgemein gehaltenen Angaben des Buches allerdings nicht; sie ersetzen daher keinesfalls eine ärztliche Beratung.

# Inhalt

# Einführung der Autorin

Den meisten Menschen ist die Erhaltung und Verbesserung ihrer Gesundheit heute sehr wichtig. Körperliches und geistig-seelisches Wohlbefinden stellt sich nur ein, wenn der Körper mit den nötigen Nährstoffen versorgt wird.

Welche Rolle die Ernährung spielt, zeigt sich immer deutlicher. Dank ihr lassen sich Krankheiten vermeiden und in manchen Fällen der Verlauf oder die Dauer einer Erkrankung oder eines chronischen Leidens beeinflussen. Viele Menschen bemühen sich verstärkt, ihren Ernährungsstatus zu verbessern. Das Bedürfnis nach Eigenverantwortung in Sachen Gesundheit ließ die Nachfrage nach wirksamen Nahrungsergänzungsmitteln steigen und trieb die wissenschaftliche Forschung auf dem Sektor der Präparateentwicklung an.

## ZEICHEN DER ZEIT

Reformhäuser und Apotheken bieten eine große Auswahl verschiedenster Nahrungsergänzungsmittel (Präparate) an. Wir stehen vor den langen Regalreihen, in denen sich Flaschen und Packungen mit gesundheitsfördernden Inhalten präsentieren, und sind auf Grund dieses Überangebots verwirrt und verunsichert. Aber damit nicht genug, die Produkte selbst stellen uns zusätzlich vor das Problem, zwischen Tabletten, Kapseln, Pulvern oder Tinkturen zu wählen. Es handelt sich dabei nicht nur um Vitamine und Mineralstoffe in Form von Einzel- oder Kombinationspräparaten, sondern um eine ebenso große Produktvielfalt traditioneller pflanzlicher Herkunft – auch eine Folge des sehr stark angestiegenen Interesses an Pflanzenheilmitteln.

Zudem erleben wir das Wachstum eines völlig neuen Ernährungsbereichs auf der Basis der bioaktiven Pflanzenstoffe. Neueren Forschungen zufolge enthalten Pflanzen Antioxidantien, die im Körper des Menschen die Bildung freier Radikale verhindern und so unser Wohlbefinden und unsere Gesundheit verbessern.

## ENDE DER VERWIRRUNG

Vor diesem Hintergrund überrascht es nicht, dass wir manchmal unsicher sind, wie wir unseren individuellen Gesundheitsplan zusammenstellen sollen.

Dieser Ratgeber räumt mit der Verunsicherung auf und führt Sie zu den Ihrem Alter und Ihrem allgemeinen Gesundheits- und

Aktivitätszustand angemessenen Nahrungsergänzungsmitteln.

## WANN SIND PRÄPARATE SINNVOLL?

Eine ausgewogene Ernährung und aktive Lebensweise sind die Basis der Gesundheit. Wir wissen heute, dass manche Lebenssituationen und -phasen zusätzliche Anforderungen, Belastungen und Stress mit sich bringen, die mit einer ergänzenden Einnahme von Präparaten aufgefangen werden können.

Hektik, Essen von der Hand in den Mund, zu viele Fertigprodukte, Rekonvaleszenz, Schwangerschaft, vegetarischer Essensstil oder Alterungsprozesse setzen unseren Organismus Extrabelastungen aus.

Hinzu kommt, dass gewisse Nährstoffe nicht regelmäßig in ausreichender Menge im täglichen Essen enthalten sind (Folsäure, Vitamin D). Hier bieten sich bestimmte Präparate als wertvolle Nahrungsergänzung an.

## OPTIMALE GESUNDHEIT UND VITALITÄT

In der Ernährungswissenschaft gewinnt eine Richtung zunehmend an Bedeutung, deren Befürworter empfehlen, die traditionellen Einnahmemengen von Nährstoffen zu Gunsten höherer Dosierungen zu überschreiten, um die Gesundheit zu optimieren. Es gibt Fälle, die eine solche Haltung auf Grund ausreichender wissenschaftlicher Nachweise rechtfertigen; für andere stehen die Beweise noch aus. Dieses Buch bietet die Möglichkeit, sich entweder für die empfohlene Tagesdosis oder für die höhere optimale Einnahmemenge zu entscheiden. Die genannten Höchstwerte sind auf jeden Fall ungefährlich.

Bei einem speziellen Leiden oder einer bestimmten Krankheit sollten Sie immer zuerst mit Ihrem Arzt sprechen und sich ausführlich beraten lassen. Damit können Sie Verunsicherungen beim Kauf bestimmter Präparate ausschließen. Zudem besteht die Möglichkeit, dass bestimmte Präparate die Wirksamkeit von Medikamenten, die Sie auf Grund eines Leidens einnehmen müssen, beeinflussen. Informieren Sie daher Ihren Arzt oder Ihre Heilpraktikerin, wenn Sie Medikamente einnehmen oder mit der Einnahme beginnen. Sind Sie insgesamt verunsichert, dann holen Sie vorsichtshalber zuerst kompetenten Rat ein.

In diesem Ratgeber ist detailliert aufgelistet, in welchen Fällen Sie einzelne Präparate einnehmen sollten. Sie finden weitere wichtige Informationen – z. B. was die Resorption und Aktivität der in den Präparaten enthaltenen Vitamine, Mineral- oder Pflanzenstoffe im Körper fördert oder hemmt. Bei jedem Vitalstoff erfahren Sie auch, welche Vorsichtsmaßnahmen Sie unbedingt beachten sollten.

Wenn Sie herausfinden möchten, welches Präparat sich für Sie eignet oder wie Sie es einnehmen müssen, finden Sie in diesem praktischen Leitfaden die Antwort.

# Was sind Vitamine und Mineralstoffe?

Vitamine und Mineralstoffe sind für die Gesundheit unentbehrliche chemische Substanzen. Sie sorgen für einen reibungslosen Stoffwechsel und verhindern Mangelkrankheiten.

Um effizient arbeiten und Krankheiten abwehren zu können, muss der Organismus Vitamine aus der Nahrung aufnehmen. Bereits Ärzte wie der Grieche Hippokrates (460–370 v.Chr.) wussten, dass einige Nahrungsmittel bestimmten Krankheiten vorbeugen können. Skorbut ist zum Beispiel eine Vitamin-C-Mangelkrankheit. Die Vitamine D und K können dagegen im Körper gebildet werden, sie stammen nicht nur aus Nahrungsmitteln.

## ENTDECKUNG DER VITAMINE

Im 20. Jahrhundert gelang es Wissenschaftlern, aus Nahrungsmitteln Vitamine zu isolieren und deren Struktur zu bestimmen. Heute kennen wir etwa 13 organische Substanzen aus Nahrungsmitteln und Getränken. Bei seiner Erstentdeckung wurde jedem Vitamin zur Kennzeichnung ein Buchstabe – z. B. A oder C – zugeteilt. War seine chemische Struktur entschlüsselt, erhielt es zudem einen speziellen Namen. So ist Vitamin A als Retinol, Vitamin C als Ascorbinsäure bekannt. Natürlich gibt es auch Ausnahmen: Vitamin B ist zum Beispiel

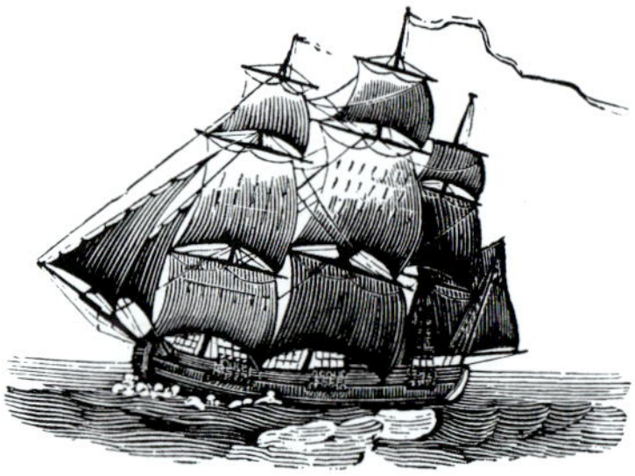

*SKORBUT*
*Viele Seeleute erkrankten früher an Skorbut, da sie monatelang kein frisches Obst zu essen bekamen.*

kein Einzelvitamin, sondern ein ganzer Vitaminkomplex. Während die meisten B-Vitamine einen eigenen Namen und eine eigene Ziffer besitzen, verfügen manche, wie Folat, nur über einen Namen.

Die Vitamine werden in wasserlösliche und fettlösliche Vitamine unterteilt. Die wasserlöslichen Vitamine benötigt der Organismus regelmäßig, da sie über den Urin rasch ausgeschieden werden; zu ihnen gehören Vitamin C und die B-Vitamine. Die Vitamine A, D, E, K hingegen lösen sich in Fett und gelten als fettlöslich; sie können monate- oder sogar jahrelang in den körpereigenen Fettdepots gespeichert werden.

Vitaminpräparate aus der Apotheke oder dem Reformhaus tragen auf dem Etikett unter Umständen nur die chemische Bezeichnung. Diese wird bei der Beschreibung der einzelnen Vitamine *(siehe Seite 26–51)* extra genannt.

## MINERALSTOFFE

Mineralstoffe sind anorganische Substanzen, die aus der unbelebten Welt, z. B. aus Gesteinen oder Erzen, stammen. Diese Substanzen finden durch das Erdreich, in dem Pflanzen wurzeln, ihren Weg in die Nahrungskette. Durch den Verzehr der Pflanzen oder Tiere, die zuvor diese Pflanzen gefressen haben, nehmen wir die Mineralstoffe auf.

Mineralstoffe werden, wie auch Vitamine, nur in kleinen Mengen benötigt. Fehlen sie, funktioniert der Organismus nicht optimal. 22 Mineralstoffe sind für die Gesundheit unentbehrlich, z. B. Calcium für starke Knochen und Zähne oder Eisen zur Steigerung der Konzentrationsfähigkeit und für ein energiereiches Körpergefühl.

Die Mineralstoffe lassen sich in zwei Gruppen einteilen:

- Mineralstoffe, wie Calcium, Magnesium, Kalium, Chlorid, Natrium, Schwefel und Phosphor;
- Spurenelemente (sie heißen so, weil sie in noch kleineren Mengen benötigt werden), wie Kupfer, Chrom, Fluorid, Selen und Zink.

Mineralstoffmangel führt zu Krankheiten. Umgekehrt kann die Aufnahme zu großer Mengen an bestimmten Mineralstoffen ebenfalls gefährlich sein. Vermeiden Sie also jedes Defizit, aber auch jedes Übermaß an Mineralstoffen.

## EINNAHME VON ERGÄNZUNGSMITTELN

Eine gesunde, ausgewogene Ernährung beinhaltet normalerweise alle Vitamine und Mineralstoffe, die zur Erhaltung der Gesundheit und zum Schutz vor Mangelkrankheiten benötigt werden. Allerdings gibt es Menschen, die in bestimmten Lebensphasen einen erhöhten Bedarf an lebenswichtigen Substanzen haben:

- Menschen mit hektischer Lebensweise übergehen Mahlzeiten; sie ernähren sich oft von vitamin- und mineralstoffarmen Snacks.
- Vegetarier und jene, die spezielle Diäten einhalten, nehmen nicht immer genug Eisen und Vitamin $B_{12}$ auf.
- Schwangere haben einen erhöhten Bedarf an gewissen Vitaminen und Mineralstoffen.
- Mit zunehmendem Alter sinkt das effektive Resorptionsvermögen von Nährstoffen. Ältere Menschen sollten dies durch Änderung der Ernährung ausgleichen.
- Wer häufig Sport treibt, Alkohol trinkt oder Raucher ist, hat ebenfalls einen Bedarf, der das Normalmaß (dem Alter und Geschlecht entsprechend) übersteigt.

In diesen Fällen sind Ergänzungsmittel nützlich. Vitamine und auch Mineralstoffe können zudem therapeutische Eigenschaften entfalten, die Krankheiten rasch heilen lassen, und sie verfügen über antioxidative Eigenschaften, die sich bei der Vorbeugung gegen Krankheiten wie Krebs und Herzleiden bewähren.

# WEITERE PRÄPARATE

Reformhäuser und Apotheken halten neben Vitaminen und Mineralstoffen auch andere Ergänzungsmittel bereit, die sich in zwei Kategorien einteilen lassen: Präparate auf pflanzlicher Basis und solche mit anderen Vitalstoffen.

## PFLANZENPRÄPARATE

Jahrtausendelang wurden Pflanzen sowohl zur Vorbeugung als auch zur Behandlung von Krankheiten eingesetzt. Jeder Teil der Pflanze – Blatt, Stiel, Wurzel, Rinde, Frucht, Blüte, Samen – kann pharmakologisch wirksame Stoffe enthalten. Dementsprechend wird zur Zubereitung einer speziellen Arznei nur der Pflanzenteil verwendet, der die Substanz enthält. Hypericin, der im Johanniskraut *(siehe auch Seite 111)* aktive Stoff, kommt in den winzigen roten Säckchen auf der Unterseite der Pflanzenblätter vor. Silymarin, die chemische Komponente der Mariendistel *(siehe Seite 107)*, ist in deren Samen enthalten.

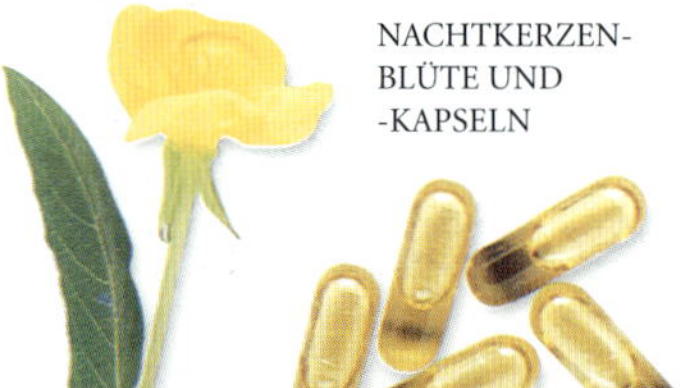

NACHTKERZEN-BLÜTE UND -KAPSELN

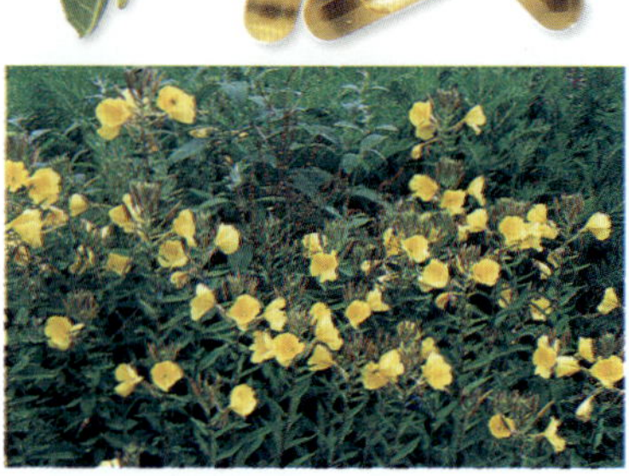

*NACHTKERZENÖL*
*Zur Herstellung einer 500-mg-Kapsel Nachtkerzenöl werden 5000 Samen der Pflanze benötigt. Das Nachtkerzenölpräparat Efamol ist weltweit eines der am besten erforschten Präparate.*

Seit Jahrhunderten wissen Pflanzenheilkundler um die Wirkung ihrer Kräuterzubereitungen auf den menschlichen Körper – in Form von Tees, Aufgüssen, Tinkturen und Abkochungen. Heute gelingt es der Wissenschaft, die Extrakte zu isolieren, zu standardisieren und als Tabletten oder Kapseln herzustellen.

## VORSICHTSMASSNAHMEN

Pflanzen und Kräuter sind natürlichen Ursprungs und werden deshalb oft als ungefährlich eingestuft. Es gilt die Annahme, sie könnten von allen Menschen und zu jedem Anlass eingenommen werden. Tatsache ist, dass sie die Körperchemie tiefgreifend beeinflussen und bestimmte Nebenwirkungen haben können.

Vor der Selbstbehandlung Ihrer Beschwerden sollten Sie unbedingt

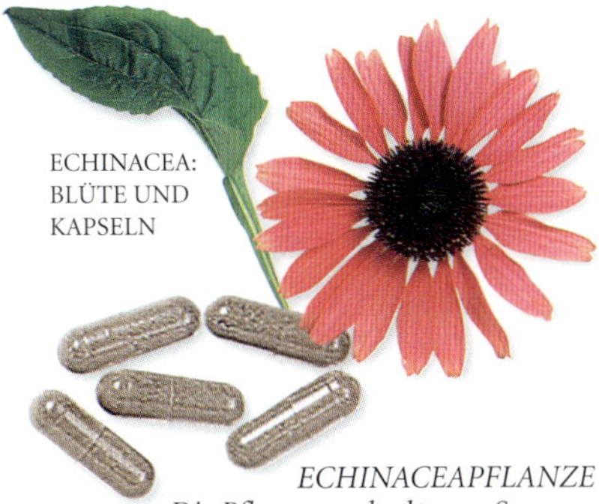

ECHINACEA: BLÜTE UND KAPSELN

*ECHINACEAPFLANZE*
*Die Pflanze, auch als roter Sonnenhut bekannt, wurde bereits von den Ureinwohnern Amerikas bei Schlangenbissen eingesetzt. Sie hat antivirale und antibakterielle Eigenschaften und wird noch heute bei Erkältungen angewendet.*

mit Ihrem Arzt sprechen und sich untersuchen lassen. Ist die Diagnose gestellt, lassen Sie sich am besten von einer Phytotherapeutin oder einem Apotheker über entsprechende Präparate informieren und beraten.

## ANDERE NÜTZLICHE SUBSTANZEN

Dabei handelt es sich um eine zunehmend größer werdende Gruppe von Präparaten, deren Inhaltsstoffe weder Vitaminen, Mineralstoffen noch Pflanzen zuzuordnen sind. Das aus den Samen der Nachtkerzengewächse *(siehe Seite 98)* gepresste Öl, Probiotika *(siehe Seite 109)*, Aminosäuren und bioaktive Pflanzenstoffe wie das Pigment Beta-Carotin *(siehe Seite 91)*, aber auch antioxidativ wirkende Bioflavonoide *(siehe Seite 89)* gehören dazu. Diese Gruppe von Vitalstoffen beugt ebenfalls Krankheiten vor und lindert bestimmte Beschwerden.

## NEUE PRÄPARATE FÜR DIE GESUNDHEIT

Viele dieser Stoffe und Präparate sind für uns relativ neu, auch wenn Wissenschaftler schon seit geraumer Zeit ihre potenziellen Vorzüge kennen. Klinische Testergebnisse deuten wie am Beispiel der Probiotika auf ihre gesundheitsfördernde Wirksamkeit hin.

Andere Präparate werden noch erprobt. Auch wenn sich ein großes Spektrum möglicher Vorteile ergibt – von der Eindämmung des altersbedingten Gedächtnisschwunds bis hin zu verbesserten Möglichkeiten, den grauen Star zu vermeiden – bedarf es weiterer Erkenntnisse über die Aktivitäten dieser Präparate im menschlichen Körper.

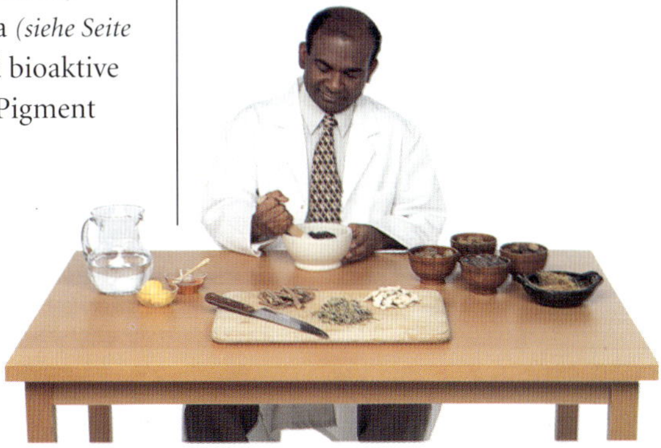

*TESTS FÜR DIE PRAXIS*
*Viele bekannte Pflanzenheilmittel werden wissenschaftlich daraufhin getestet, ob sie eine Alternative zu rezeptpflichtigen Medikamenten darstellen.*

# DARREICHUNGS-FORMEN

Heute gibt es nicht nur eine große Auswahl an Präparaten, sondern auch eine Vielfalt an Darreichungsformen: Tabletten zum Kauen oder Schlucken, Kapseln, Flüssigformen, Pulver, Tinkturen, Abkochungen, Gels.

Um mit der Fülle des Angebots zurechtzukommen, sollten Sie diejenigen Darreichungsformen wählen, deren Einnahme Ihnen und Ihrer Familie am leichtesten fällt.

## TABLETTEN UND KAPSELN

Je nach Herstellungsverfahren enthalten Tabletten und Kapseln nicht nur das jeweilige Vitamin oder den Mineralstoff bzw. die wirksame Pflanzenkomponente, sondern auch so genannte Trägersubstanzen. Diese Substanzen werden in vier Hauptklassen unterteilt:

### FÜLLSTOFFE

Füllstoffe vergrößern das Volumen der Tabletten- oder Kapselsubstanzen (z. B. Pflanzenöle). Enthält ein Vitaminpräparat nur winzige Mengen des Vitamins, wäre eine Tablette mit diesem einzigen Inhaltstoff extrem klein und schwer zu handhaben. Zudem garantieren Füllstoffe die exakte Dosierung dieser kleinen Mengen.

### BINDEMITTEL

Bindemittel fügen die Nährstoffkomponenten der Tablette zusammen, die andernfalls zerkrümeln und auseinander fallen würde.

### ZERFALLHILFSMITTEL

Zerfallhilfsmittel sorgen für die Auflösung der Tablette im Verdauungstrakt, damit die Wirkstoffe rasch resorbiert werden können.

### GLEITMITTEL

Gleitmittel sind »Fließregulierungsmittel« oder »Schmiermittel« (z. B. Palmöl), die dafür sorgen, dass sich die Tabletten nach dem Pressvorgang von der Maschine löst.

Die Präparate können auch Geschmacks-, Süß-, Farb- und Konservierungsstoffe enthalten. Manche Hersteller garantieren, dass ihre Produkte keine Allergene als Trägersubstanzen enthalten, z. B. Weizen, Soja, Gluten, Getreide, Milchprodukte, Zusatzzucker, Konservierungsmittel, Farbstoffe, Hefe oder Stärke. Außerdem gibt es Kapseln, die aus pflanzlichem Gel

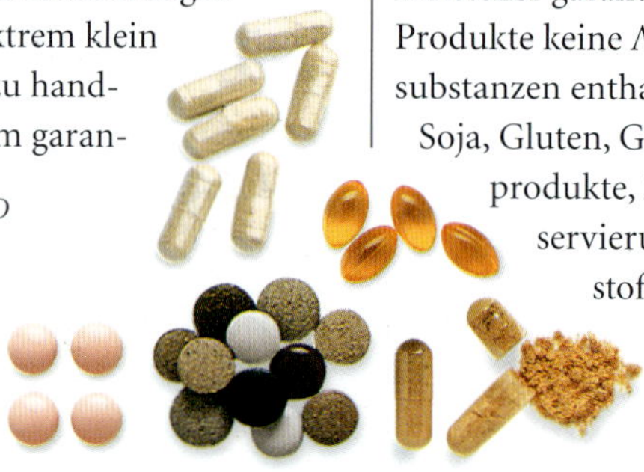

*KAPSELN UND TABLETTEN Kapseln und Tabletten eignen sich gut für die Gabe arzneilicher Wirkstoffe.*

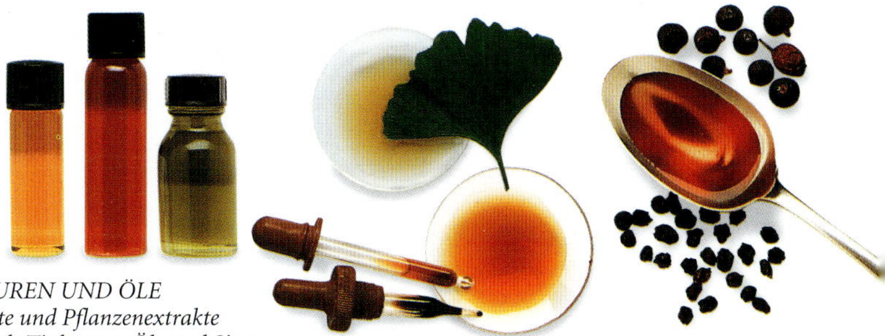

*TINKTUREN UND ÖLE*
*Präparate und Pflanzenextrakte werden als Tinkturen, Öle und Sirup angeboten, aber auch als Tee, den Sie leichter schlucken können.*

anstatt aus Gelatine tierischer Herkunft hergestellt werden.

## PRÄPARATE MIT RETARDWIRKUNG

Verbesserte Verfahren gestatten es, Tabletten mit einer zeitverzögerten Abgabe der Inhaltsstoffe (Depotpräparate) sowie Präparate mit einer kontinuierlichen Abgabe herzustellen. Die Wirkstoffe der Tablette sickern allmählich aus den Bindemitteln, anstatt sofort komplett freigesetzt zu werden.

Diese Technologie bewährt sich besonders bei wasserlöslichen Vitaminen, die vom Körper nicht gespeichert werden. Bei der Verdauung werden die Tabletten allmählich angegriffen; die Nährstoffe werden dann innerhalb von sechs Stunden freigesetzt.

## PULVER UND ÖLE

Bei Schluckproblemen können Pulver- und Ölpräparate mit Wasser, Saft und in Ausnahmefällen mit Speisen vermischt werden. Leinsamen sind gemahlen als Pulver erhältlich; Lebertran und Nachtkerzenöl werden als Öl angeboten und können teelöffelweise eingenommen werden.

## MINERALSTOFF-CHELATE

Die Mineralstoffe in den Präparaten sind an Substanzen gebunden (sie bilden Chelatkomplexe), die anorganisch, z. B. Sulfate, Carbonate und Phosphate oder organisch, wie Citrate, Aminosäuren und Ascorbate sein können. Auf Grund der Chelatbildung kann das Präparat den Magen problemlos passieren; sie kann auch die Verbindung mit anderen Substanzen im Verdauungstrakt verhindern, die die Resorption beeinträchtigen würde.

Die zugefügte Substanz kann die Resorption des Minerals beeinflussen. Obwohl die Studien dazu noch nicht abgeschlossen sind, gilt, dass an Aminosäuren gebundene Mineralstoffe am besten resorbiert werden.

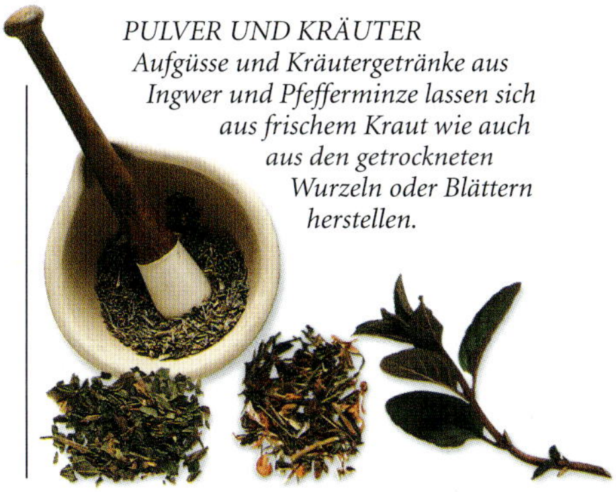

*PULVER UND KRÄUTER*
*Aufgüsse und Kräutergetränke aus Ingwer und Pfefferminze lassen sich aus frischem Kraut wie auch aus den getrockneten Wurzeln oder Blättern herstellen.*

# RESORPTION – LEICHT ODER SCHWER GEMACHT

Die Aufnahme von Vitaminen und Mineralstoffen im Körper kann durch viele Einflussfaktoren begünstigt oder in manchen Fällen auch erheblich behindert und beeinträchtigt werden.

Vitamine oder Mineralstoffe, die durch Speisen, Getränke oder Präparate in den Körper gelangen, entfalten ihre Wirksamkeit, wenn sie vom Verdauungstrakt resorbiert und vom Blut aufgenommen werden.

## VITAMINE UND MINERALSTOFFE HELFEN SICH

Vitamine und Mineralstoffe können sich bei der Resorption gegenseitig günstig beeinflussen. Die gleichzeitige Einnahme von Vitamin C mit Eisen pflanzlicher Herkunft verbessert die Eisenaufnahme. Das Gleiche gilt für die Kombination von Vitamin D und Calcium in ein und derselben Mahlzeit. Die Einnahme des gesamten Vitamin-B-Komplexes scheint günstig auf die Resorption jedes einzelnen B-Vitamins zu wirken. Die Vitamine A, C und E unterstützen die Resorption des Mineralstoffs Selen.

## ANDERE GÜNSTIGE EFFEKTE

Vitamin A und Beta-Carotin werden vom Körper leichter aufgenommen, wenn sie mit etwas Öl oder Fett gegessen werden. Auch die Zinkaufnahme scheint verbessert zu werden, wenn die Mahlzeit auch Eiweiß enthält.

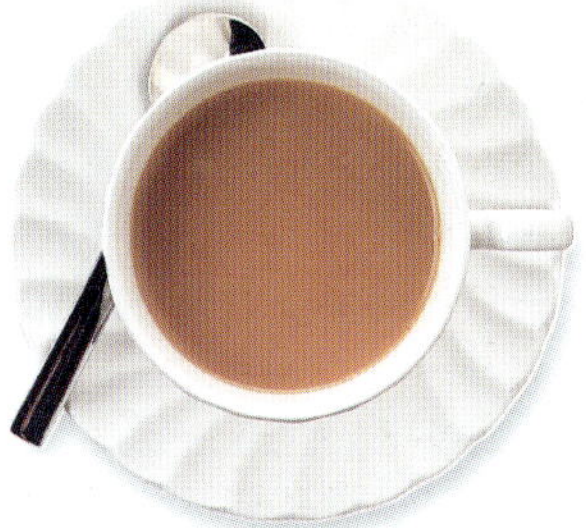

*TEE*
*Tee mit gesunden Antioxidantien sollten Sie zwischen den Mahlzeiten trinken, da Tannin die Eisenaufnahme aus Speisen verringert.*

## VITAMINE UND MINERALSTOFFE BEHINDERN SICH

Das Zuviel eines Mineralstoffs (z. B. Kalium) kann die Resorption eines anderen Mineralstoffs (z. B. Magnesium) hemmen. Auch andere Ernährungsfaktoren wirken auf den Resorptionsvorgang ein:

- So genannte Phytate (bestimmte Pflanzenstoffe in Vollkorngetreiden) binden Mineralstoffe wie Zink, das dann, ohne resorbiert zu werden, mit dem Stuhl den Körper wieder verlässt. Tannin im Tee bindet ebenfalls Eisen und entzieht es dem Körper.
- Ähnlich verbinden sich Oxalate (Salze der Oxalsäure) in Rhabarber und Spinat mit Calcium, so dass

Calcium dem Körper nicht zur Verfügung steht.

- Colagetränke, die Zusätze auf Phosphorbasis enthalten, beeinflussen den Calciumspiegel im Körper. Wer ständig große Mengen Kaffee trinkt, muss mit leeren Vitamin-$B_1$-Speichern rechnen.

## MEDIKAMENTE

In einigen Fällen können rezeptpflichtige Medikamente die Resorption von Vitaminen und Mineralstoffen behindern. Bei Langzeitanwendungen des Cholesterin senkenden Arzneimittels Colestyramin zeigen sich diese Effekte im Zusammenhang mit den Vitaminen A, E und K. Auch die Einnahme von Antacida zeigt ähnliche Wirkungen bei Vitamin A. Die Antidepressiva Imipramin und Amitriptylin können die Resorption von Vitamin $B_2$ hemmen. Riboflavine, Antibiotika und das Parkinson-Medikament L-Dopamin hemmen die Niacin-Resorption.

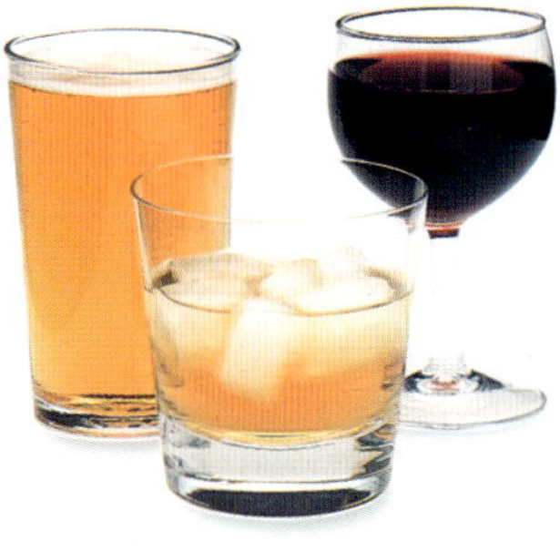

*ALKOHOL*
*Regelmäßig mehr Alkohol als empfohlen zu trinken, verringert die Vitalstoffaufnahme und erschöpft die körpereigenen Speicher.*

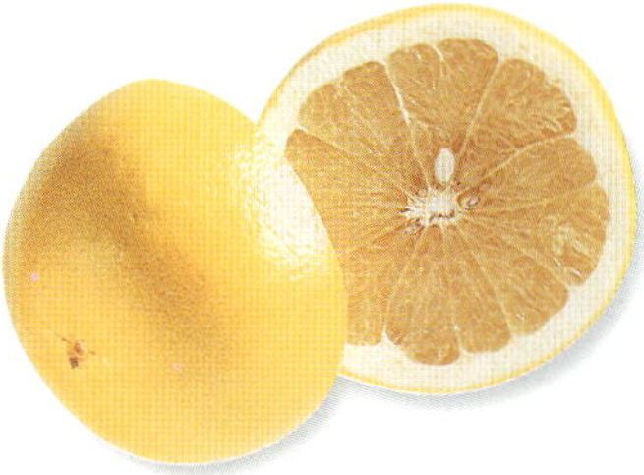

*GRAPEFRUIT*
*Zitrusfrüchte liefern Vitamin C, das die Aufnahme von Eisen aus Getreiden, Hülsenfrüchten, Nüssen und Ölsaaten begünstigt.*

## BALANCEAKT

Ein Überangebot an einem Vitalstoff kann die fein abgestimmte Balance eines anderen stören. Im Folgenden werden zwei Vitalstoffarten aufgelistet: Die mit (i) bezeichneten Stoffe stellen bei angemessener Zufuhr einen verstärkten Schutz vor Mangelerscheinungen dar, die mit (ii) bezeichneten Stoffe dagegen ein Risiko bei übermäßiger Einnahme:

**VITAMIN A**
(i) Vitamine C und E
(ii) Alkohol, Eisen, Kupfer, Mangan

**VITAMIN D**
(i) Öl
(ii) Eisen, Mangan, Kupfer

**VITAMIN E**
(i) Vitamin C und Selen
(ii) Eisen, Mangan, Kupfer

**CALCIUM**
(i) Vitamin D, Lactose, Kupfer
(ii) Phytate, Oxalate, Phosphor

**PHOSPHOR**
(i) Calcium, Kupfer
(ii) Eisen, Aluminium

**EISEN**
(i) Vitamin C, Folsäure, Kupfer
(ii) Tannin, Zink, Oxalat, Phosphor

**ZINK**
(i) Protein
(ii) Eisen, Kupfer, Calcium, Phytate.

# WANN SIND PRÄPARATE SINNVOLL?

Manche Menschen können ihren Nährstoffbedarf allein aus der Ernährung decken. Vielen mangelt es dagegen an einem oder mehreren Vitalstoffen, besonders dann, wenn ein erhöhter Nährstoffbedarf besteht.

## HEKTIK UND STRESS

Zunehmende Hektik und verstärkter Stress gehen oft auf Kosten der Ernährung. Es bleibt kaum Zeit, ausgewogene Mahlzeiten zu planen, einzukaufen und zu essen. Hinzu kommt, dass Stress einen zusätzlichen Bedarf an Nährstoffen schafft. Mit Vitamin- und Mineralstoffpräparaten können Sie dem entgegengewirken.

## LEBENSPHASEN

Im Verlauf des Lebens ändert sich der Nährstoffbedarf. Menstruationsbeginn, Schwangerschaft, Stillzeit sind Phasen bei der Frau, in denen der Bedarf an bestimmten Vitaminen, Mineralstoffen und anderen Vitalstoffen sprunghaft steigt. Nahrungsergänzungsmittel sind dann der praktischste, oft auch der einzige Weg, um die fehlenden Nährstoffe abzudecken.

Das Gleiche gilt für die Jugendzeit und für spätere Lebensabschnitte, in denen nicht nur die Resorptionsfähigkeit des Organismus nachlässt, sondern auch die Nahrungsmittelaufnahme insgesamt.

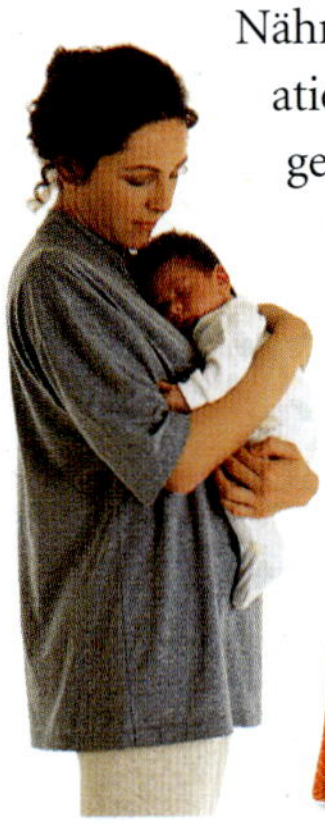

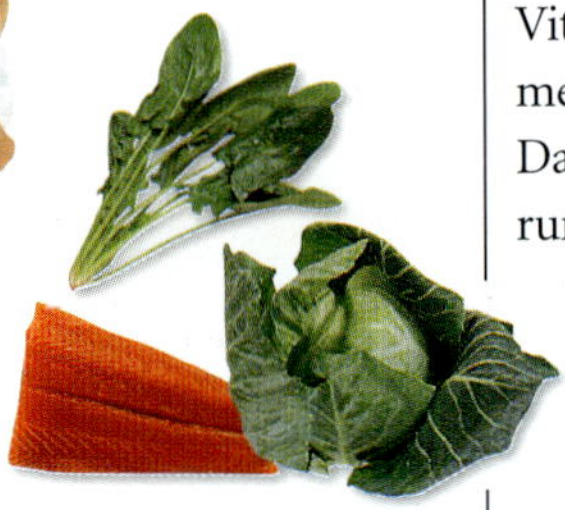

*MUTTER UND KIND*
*Frauen sollten während der Schwangerschaft mit einfachen Präparaten ihren Vitamin-, Mineralstoff- und Fettsäuren-Haushalt aufstocken. Das bewahrt sie vor Defiziten.*

## RAUCHEN

Bestimmte Lebensgewohnheiten erhöhen den Nährstoffbedarf ebenfalls. Rauchen greift die körpereigenen Vitamin-C-Bestände an, so dass Sie mehr Vitamin C aufnehmen müssen. Da Raucher offenbar wenige Nahrungsmittel mit Vitamin C zu sich nehmen, empfiehlt es sich, solange das Rauchen nicht aufgegeben wird, vermehrt Präparate einzunehmen. Antioxidantien wie Selen und Vitamin E schützen vor Lungenschäden (auch bei passivem Rauchen). Wer viel Sport treibt, profitiert ebenfalls von Antioxidantien, die die erhöhte

Produktion freier Radikale im Körper neutralisieren und für gesundes Blut sowie intakte Knochen und Gelenke sorgen.

## SPEZIELLE ERNÄHRUNGSFORMEN

Viele Menschen entscheiden sich heute für alternative Ernährungsstile, die mit einer eingeschränkten Vitamin- und Mineralstoffaufnahme einhergehen. Vegetarier und Veganer zum Beispiel, die auf Nahrungsmittel tierischen Ursprungs verzichten, haben Mühe, sich regelmäßig und in ausreichender Menge mit dem Gesamtspektrum der Vitamine und Mineralstoffe zu versorgen. Hier sind Nahrungsergänzungsmittel empfehlenswert.

Auch wer kalorien- oder fettreduzierte Diäten befolgt, kann von einem Multivitamin- und Mineralstoffpräparat nur profitieren.

## MIT ESSEN VORBEUGEN

Es wird zunehmend populärer, Gesundheitsprophylaxe zu betreiben anstatt abzuwarten, bis ein medizinisches Problem auftritt. Zuverlässige Hinweise zeigen, dass die Veränderung der Ess- und Trinkgewohnheiten sowie die erhöhte Zufuhr an bestimmten Vitalstoffen das Risiko, im späteren Leben zu erkranken, reduzieren. Besondere Beachtung verdienen dabei Antioxidantien wie Vitamin C und Vitamin E, der Mineralstoff Selen und Bioflavonoide.

## KRANKHEITEN BEHANDELN

Das gestiegene Interesse an der Pflanzenheilkunde veranlasst viele Menschen – Mediziner wie Patienten – sich näher mit Vitaminen und Mineralstoffen zu befassen, statt sich nur auf rezeptpflichtige Medikamente zu verlassen. Vor Beginn einer Selbstbehandlung sollten Sie jedoch eine qualifizierte ärztliche Diagnose erstellen lassen. Die Wirkung bestimmter Pflanzen kann einen störenden Einfluss auf verordnete Arzneien haben. Das sollten Sie besonders dann bedenken, wenn ein Leiden bereits medikamentös behandelt wird.

## ABSICHERUNG

Selbst für Menschen, die versuchen, gesund zu leben und ausgewogen zu essen, kann ein Multivitamin- und Mineralstoffpräparat empfehlenswert sein, da es den gesamten Vitamin- und Mineralstoffbedarf abdeckt.

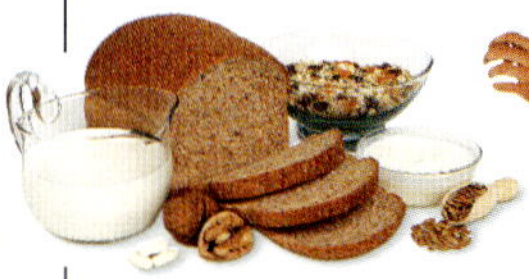

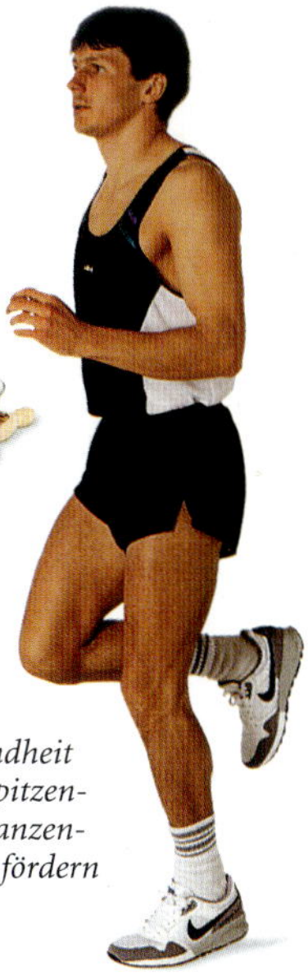

*GESUND LEBEN*
*Mit Zusatzpräparaten können Sie einen aktiven Lebensstil und regelmäßiges, forderndes Körpertraining unterstützen sowie die Gesundheit und Ihr Potenzial für Spitzenleistungen erhalten. Pflanzen- und sonstige Präparate fördern zudem die Heilung von Sportverletzungen.*

# Auswahl und Verwendung der Präparate

Die Entscheidung für ein Präparat kann schwer fallen, vor allem dann, wenn Sie nicht genau wissen, wie viel Sie davon einnehmen sollen. Vor der endgültigen Wahl sollten Sie einige Begriffe kennen lernen.

Um sicherzustellen, dass die Präparate in geeigneten Dosen eingenommen werden und somit die Resorption anderer Vitamine und Mineralstoffe nicht behindert wird oder gar unerwünschte Nebenwirkungen *(siehe auch Seite 14–15)* auftreten, wurden offizielle Richtlinien erarbeitet. Wenn Sie diese Werte einhalten, gehen Sie kein Risiko ein.

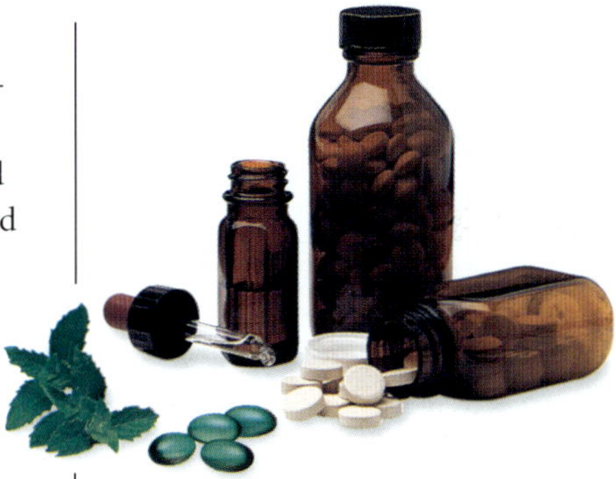

*ETIKETTEN*
*Alle Präparate nennen auf den Etiketten die für die meisten Menschen geeignete gesundheitsfördernde Dosis.*

## EMPFOHLENE TAGESDOSIS

Bei den Richtwerten handelt es sich um die empfohlene Tagesdosis für Erwachsene (RDA=Recommended Daily Amount), die nach EU-Gesetz auf allen Etiketten angegeben werden muss. Die Tagesdosis entspricht der für Erwachsene gesundheitsförderlichen Menge an Vitaminen und Mineralstoffen. Diese Angaben erfolgen meist in Prozent. Beispiel: Ein Präparat mit 60 mg Vitamin C entspricht 100 Prozent der empfohlenen Tagesdosis des Vitamins.

## INDIVIDUELLE NÄHRSTOFF-EMPFEHLUNGEN

Zusätzlich zur europäischen Norm nennen einzelne Länder ihre individuellen, das Alter und Geschlecht berücksichtigenden Nährstoffempfehlungen, die von Land zu Land etwas variieren. Solche Werte orientieren sich immer an den Mengen, die zur Erhaltung der Gesundheit der Mehrheit der Bevölkerung notwendig sind. Sie unterscheiden sich letztlich nicht wesentlich von der Höhe der empfohlenen Tagesdosis.

## OPTIMALWERTE

Manche Ernährungswissenschaftler sind der Meinung, dass die an der Erhaltung der Gesundheit und Vorbeugung von Krankheiten orientierten Nährstoffangaben für eine optimale geistige und emotionale Ausgeglichenheit und körperliche Leistungsfähigkeit nicht ausreichen.

Sie schlagen höhere Werte vor. Deren Einhaltung, so meinen die Verfechter der Optimalwerte, verbessere die geistige Klarheit und Konzentrationsfähigkeit, erhöhe den IQ, steigere die körperliche Leistungsfähigkeit, verbessere die Schlafqualität, stärke die Infektabwehr, unterstütze das Immunsystem und vergrößere die gesunde Lebensspanne.

## OBERGRENZEN

Für die regelmäßige Einnahme von Vitaminen und Mineralstoffen hat die britische Regierung sichere Obergrenzen festgelegt. Sie liegen über den empfohlenen Tagesdosen für Erwachsene (RDA) und sollten nicht überschritten werden. In Deutschland werden die Empfehlungen für die Tagesmenge von der Deutschen Gesellschaft für Ernährung (DGE) ausgesprochen. Die Verfechter der Optimalwerte empfehlen Dosen, die diese sicheren Obergrenzen meist nicht überschreiten.

## ÜBERDOSIERUNG UND GIFTIGKEIT

Es ist unvernünftig, die angegebene Dosis stark zu überschreiten. In dem Maß wie geringe Mengen eines zusätzlichen Vitamins oder Mineralstoffs gesundheitsfördernd sein können, sind zu große Mengen schädlich. Die Überdosierung von Vitamin A und vielen Mineralstoffen (z. B. Selen, Zink) kann giftig wirken und Nebenwirkungen erzeugen. Das Gleiche gilt für Pflanzenheilmittel (siehe unter »*Vorsichtsmaßnahmen*« im ersten, zweiten und dritten Teil). Beachten Sie bei der Kombination von Präparaten, dass Sie die jeweils enthaltenen Nährstoffe addieren müssen. Andernfalls könnten Sie unabsichtlich überdosieren und zum Beispiel zu viel Vitamin D einnehmen. Wenn Sie zur Verbesserung eines Knochenleidens Lebertran, ein Calcium- und Vitamin-D-Präparat sowie zusätzlich ein Multivitamin- und Mineralstoffpräparat einnehmen, ist das zu viel. Wenden Sie sich im Zweifel an einen Phytotherapeuten oder eine Apothekerin.

## MEDIZINISCHER CHECK-UP

Konsultieren Sie, falls Sie an einer Krankheit leiden und Medikamente einnehmen, vor der Anwendung von Ergänzungspräparaten Ihren Arzt. Und versäumen Sie nicht, alle bereits verwendeten Präparate anzugeben. Medikamente und Nahrungsergänzungsmittel können sich gegenseitig ungünstig beeinflussen.

## QUALITÄTSPRODUKTE

Achten Sie bei der Auswahl der Nahrungsergänzungsmittel auf namhafte Hersteller, die Qualitätskontrollen garantieren. Besonders empfehlenswert sind Firmen, die im Vorfeld klinische Tests für den Wirksamkeitsnachweis durchführen.

Das Etikett von Pflanzenextrakten sollte die Bezeichnung »standardisierter Extrakt« tragen. Das bedeutet, dass der Hersteller des betreffenden Produkts für eine gleich bleibende Qualität und Wirksamkeit garantiert.

# IHRE INDIVIDUELLE VITALSTOFFAUFNAHME

Es ist nicht leicht festzustellen, ob die Ernährung genügend Vitamine und Mineralstoffe enthält. Mit Hilfe dieser Tabelle und den Informationen auf den Seiten 22 und 23 können Sie Ihren individuellen Vitalstoffbedarf bestimmen.

| | | ERNÄHRUNGSANALYSE | WAS TUN? |
|---|---|---|---|
| 1 | **A)** Essen Sie täglich weniger als eine Portion fettreichen Seefisch, gelbes Gemüse oder grünes Blattgemüse?<br>**B)** Verzehren Sie täglich weniger als eine Portion Milchprodukte? | Falls Sie eine Frage mit »Ja« beantwortet haben, nehmen Sie vermutlich nicht genügend Vitamin A zu sich. Bei zwei »Ja«-Antworten haben Sie ein erhöhtes Risiko für einen Vitamin-A-Mangel. | Essen Sie mehr fettarme Milchprodukte und alles, was Beta-Carotin enthält (z. B. dunkelgrünes Blattgemüse, Karotten, Tomaten); der Körper wandelt es in Vitamin A um. |
| 2 | **A)** Essen Sie täglich weniger als eine Portion stärkehaltiger Nahrungsmittel (z. B. Brot, Reis, Nudeln, Hülsenfrüchte)?<br>**B)** Verzehren Sie weniger als zwei Portionen Fleisch oder Eier pro Tag?<br>**C)** Essen Sie die Hauptmahlzeiten meist außer Haus oder in Eile? | Falls Sie eine Frage mit »Ja« beantwortet haben, nehmen Sie vermutlich zu wenige Vitamine des B-Komplexes zu sich. Bei zwei oder drei »Ja«-Antworten ist das Risiko für einen Vitamin-B-Mangel erhöht. | Essen Sie mehr Vollkornprodukte, Hefeextrakte, angereicherte Frühstücksflocken, Hülsenfrüchte und Milchprodukte. Gerichte im Restaurant enthalten meist wenig Vitamin B, da es durch Kochen und Warmhalten leicht zerstört wird. |
| 3 | **A)** Essen Sie täglich weniger als zwei oder drei Portionen Früchte?<br>**B)** Rauchen Sie?<br>**C)** Essen Sie täglich weniger als zwei oder drei Portionen rohes oder leicht gekochtes Gemüse?<br>**D)** Nehmen Sie die Hauptmahlzeiten meist außer Haus ein oder in Hast und Eile? | Falls Sie eine Frage mit »Ja« beantwortet haben, nehmen Sie nicht genügend Vitamin C zu sich. Bei zwei oder drei »Ja«-Antworten haben Sie ein erhöhtes Risiko für ein Vitamin-C-Defizit. | Essen Sie mehr Früchte (besonders Zitrusfrüchte), Säfte, Tomaten und Gemüse. Verzichten Sie möglichst auf verkochtes oder lange vorbereitetes Essen, da sein Vitamin-C-Gehalt gering ist. |

| | | ERNÄHRUNGSANALYSE | WAS TUN? |
|---|---|---|---|
| 4 | **A)** Essen Sie täglich weniger als eine Portion fettreichen Fisch, Frühstücksflocken oder Eier?<br>**B)** Vermeiden Sie Fette wie Butter?<br>**C)** Halten Sie sich selten in der Sonne auf, oder lassen Sie nur wenig Sonne an die Haut? | Falls Sie eine Frage mit »Ja« beantwortet haben, nehmen Sie vermutlich zu wenig Vitamin D zu sich. Bei zwei oder drei »Ja«-Antworten ist Ihr Risiko für einen Vitamin-D-Mangel erhöht. | Setzen Sie Ihre Haut der Sonne aus, um rasch mit Vitamin D »aufzutanken«. Falls das nicht möglich ist, nehmen Sie in Ihren Speiseplan Eier, fettreichen Seefisch und Butter auf. |
| 5 | **A)** Essen Sie regelmäßig weniger als eine Portion rotes Fleisch, Trockenfrüchte, Eier, Linsen, Nüsse pro Tag?<br>**B)** Verzehren Sie täglich weniger als zwei Scheiben Brot?<br>**C)** Essen Sie pro Tag weniger als drei Portionen Früchte und Gemüse? | Falls Sie eine Frage mit »Ja« beantwortet haben, nehmen Sie vermutlich nicht genügend Eisen zu sich. Bei zwei- oder drei »Ja«-Antworten haben Sie ein erhöhtes Eisendefizit-Risiko. | Essen Sie mehr Trockenfrüchte, Eier, Nüsse, Linsen und etwas rotes Fleisch. Vitamin C verbessert die Eisenaufnahme im Körper – viele Früchte und Gemüse sind also wichtig. |
| 6 | **A)** Essen Sie pro Tag weniger als zwei Portionen Milchprodukte oder fettreichen Fisch?<br>**B)** Verzehren Sie selten grünes Blattgemüse oder Brot?<br>**C)** Haben Sie bei Punkt 5 mehr als einmal mit »Ja« geantwortet? | Falls Sie eine Frage mit »Ja« beantwortet haben, nehmen Sie vermutlich nicht genügend Calcium zu sich. Bei zwei oder drei »Ja«-Antworten haben Sie ein erhöhtes Risiko für ein Calcium-Defizit. | Essen Sie mehr fettarme Milchprodukte (Milch, Joghurt, Käse), Eier, Blattgemüse, Sardinen. Veganer und andere Menschen, die Milchprodukte ablehnen, sollten viel Nüsse, Hülsenfrüchte, Trockenfrüchte und Getreide essen. |
| 7 | **A)** Essen Sie selten Getreide, Getreideflocken, Fleisch?<br>**B)** Verzehren Sie viele Ballaststoffe, z. B. immer in Form von Vollkornbrot, Naturreis, Vollkornnudeln und Vollkornfrühstücksflocken? | Bei mindestens einer »Ja«-Antwort nehmen Sie vermutlich zu wenig Zink zu sich. | Essen Sie mehr Nüsse, Erbsen, Bohnen, geringe Fleischmengen. Meeresfrüchte (besonders Krabbenfleisch) und Austern erhöhen den Zinkspiegel. |

# Ihr individuelles Nährstoffprogramm

Der Nährstoffbedarf variiert von Mensch zu Mensch und wird von vielen Faktoren bestimmt: Stress, Qualität der Ernährung, Höhe des Alkoholkonsums, gesundheitliche Probleme und der Häufigkeit, mit der man sich Sonnenlicht aussetzt.

Auch wenn Ihr Gesundheitszustand gut und Ihre Ernährung ausgewogen ist, ist möglicherweise eine Nahrungsergänzung in Form von Multivitamin- und Mineralstofftabletten oder Kapseln empfehlenswert, deren Inhalt zu 100 Prozent der empfohlenen Tagesdosis entspricht. Solche Extras schützen nicht nur vor eventuellen Defiziten, wie sie von Zeit zu Zeit auftreten können, sondern sie fördern auch Ihre Gesundheit.

## NAHRUNGSMITTELAUFLISTUNG

Eine gesunde Ernährung besteht nicht aus einem einzelnen, sondern aus einer Fülle verschiedener Nahrungsmittel. Und einen ausgewogenen Speiseplan zusammenzustellen, ist leichter als es zunächst erscheint. Wenn Sie Ihre Nahrungsmittel in dem Verhältnis kombinieren wie unten aufgeführt, ergibt sich auf jeden Fall ein ausgewogener Essensplan (die Anzahl der Portionen pro Tag hängt von Größe, Geschlecht und Aktivität ab):

◆ **GETREIDE**
Brot, Getreideflocken, Nudeln, Reis: 6–11 Portionen

◆ **GEMÜSE**
Rohes Gemüse, Gemüsesuppen und Gemüsegerichte: 3–5 Portionen

◆ **FRÜCHTE**
Rohe Früchte, Fruchtsäfte, Desserts mit Obst (z. B. Obstsalat): 2–4 Portionen

◆ **MILCHPRODUKTE**
Milch, Joghurt, Käse, mit Calcium angereicherte Sojaprodukte: 2–3 Portionen

◆ **SONSTIGE NAHRUNGSMITTEL**
Fleisch, Geflügel, Fisch, Bohnen, Tofu, Eier, Nüsse, Samen: 2 Portionen

Notieren Sie eine Woche lang alles, was Sie essen und trinken. Zählen Sie die Anzahl der Portionen aus jeder Gruppe zusammen. Sollten Sie aus der einen oder anderen Gruppe zu

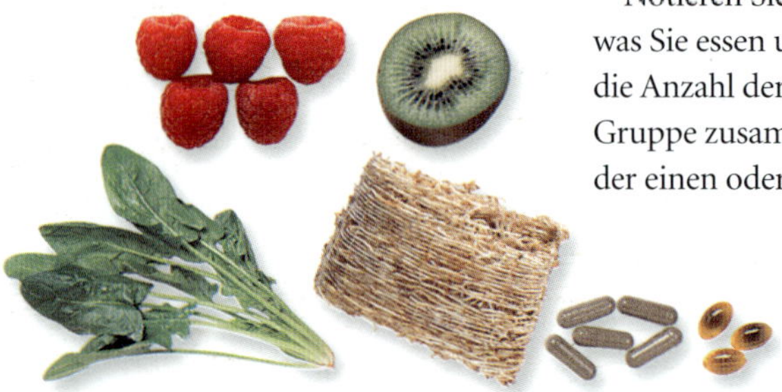

*VITAMINE*
*Zur Erhaltung der Gesundheit sind Vitamine unentbehrlich.*

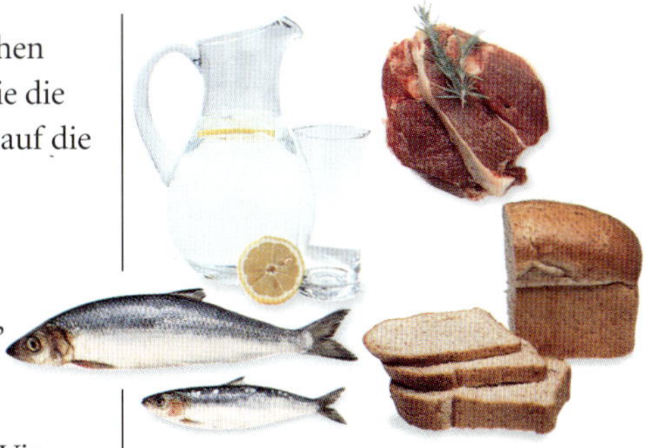

*MINERALSTOFFE*
*Der Körper benötigt nur kleine Mengen davon.*

viel oder zu wenig essen, gleichen Sie das aus, und überprüfen Sie die folgende Liste auf Nährstoffe, auf die Sie besonders achten müssen.

**GETREIDE:**
B-Vitamine, Vitamin E, Zink, Selen, Calcium, Eisen, Chrom, Mangan, Kupfer, Faserstoffe.

**GEMÜSE:**
Vitamin C, Beta-Carotin und Vitamin A, B-Vitamine, Vitamin E und K, Kalium, Calcium, Magnesium, Eisen, Kupfer, Molybdän, Chrom, Bioflavonoide, Carotine, Ballaststoffe.

**FRÜCHTE:**
Vitamin C, Kalium, Beta-Carotin und andere Carotine, Bioflavonoide.

**MILCHPRODUKTE:**
Vitamin A, B-Vitamine, Vitamin D, Calcium, Phosphor, Magnesium.

**SONSTIGE NAHRUNGSMITTEL:**
Vitamin D, B-Vitamine, Eisen, Zink, Selen, Kupfer.

## VORSICHTSMASSNAHMEN

Wenn Sie unsicher sind, welches Präparat geeignet ist, lassen Sie sich von Ernährungsspezialistinnen oder spezialisierten Ärzten, Heilpraktikerinnen oder Apothekern beraten. Sprechen Sie mit Ihrem Arzt, wenn Sie gesundheitliche Probleme haben oder Medikamente einnehmen.

## PERSÖNLICHE VORLIEBEN

Haben Sie sich für ein bestimmtes Präparat entschieden, können Sie nur Erfolge erzielen, wenn Sie sich damit wohl fühlen und die Präparate regelmäßig einnehmen. Beachten Sie die folgenden Punkte und entscheiden Sie, welches Präparat für Sie in Frage kommt und wann Sie es einnehmen:

- **Regelmäßigkeit und Routine**
Die Einnahme des Präparates muss täglich zur Routine werden.
- **Verursachen die Präparate ein Unwohlsein?**
Nehmen Sie Präparate vor den Mahlzeiten ein.
- **Bleiben die Tabletten im Hals stecken?**
Kaufen Sie das Präparat in pulverisierter oder flüssiger Form, als Kautabletten oder Pastillen. Oder in geringerer Dosierung, z. B. 500 mg statt 1 000 mg (1 g).
- **Nehmen Sie mehrere Präparate ein?**
Halten Sie die gesamte Tagesration in einem Schälchen bereit.

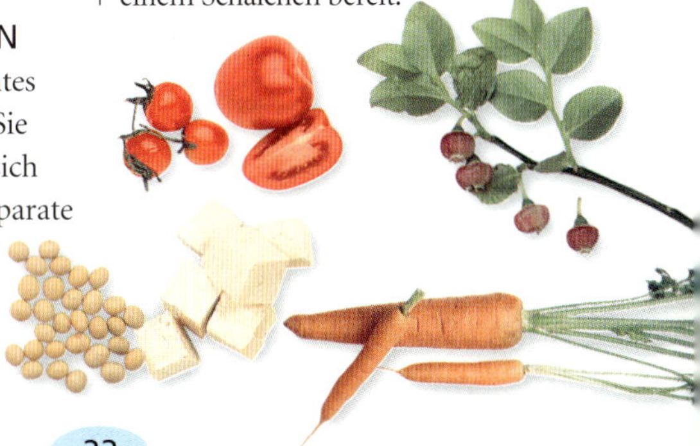

*SONSTIGE PRÄPARATE*
*Auch Pflanzenextrakte oder »Pflanzenstoffe« sind als Präparate erhältlich.*

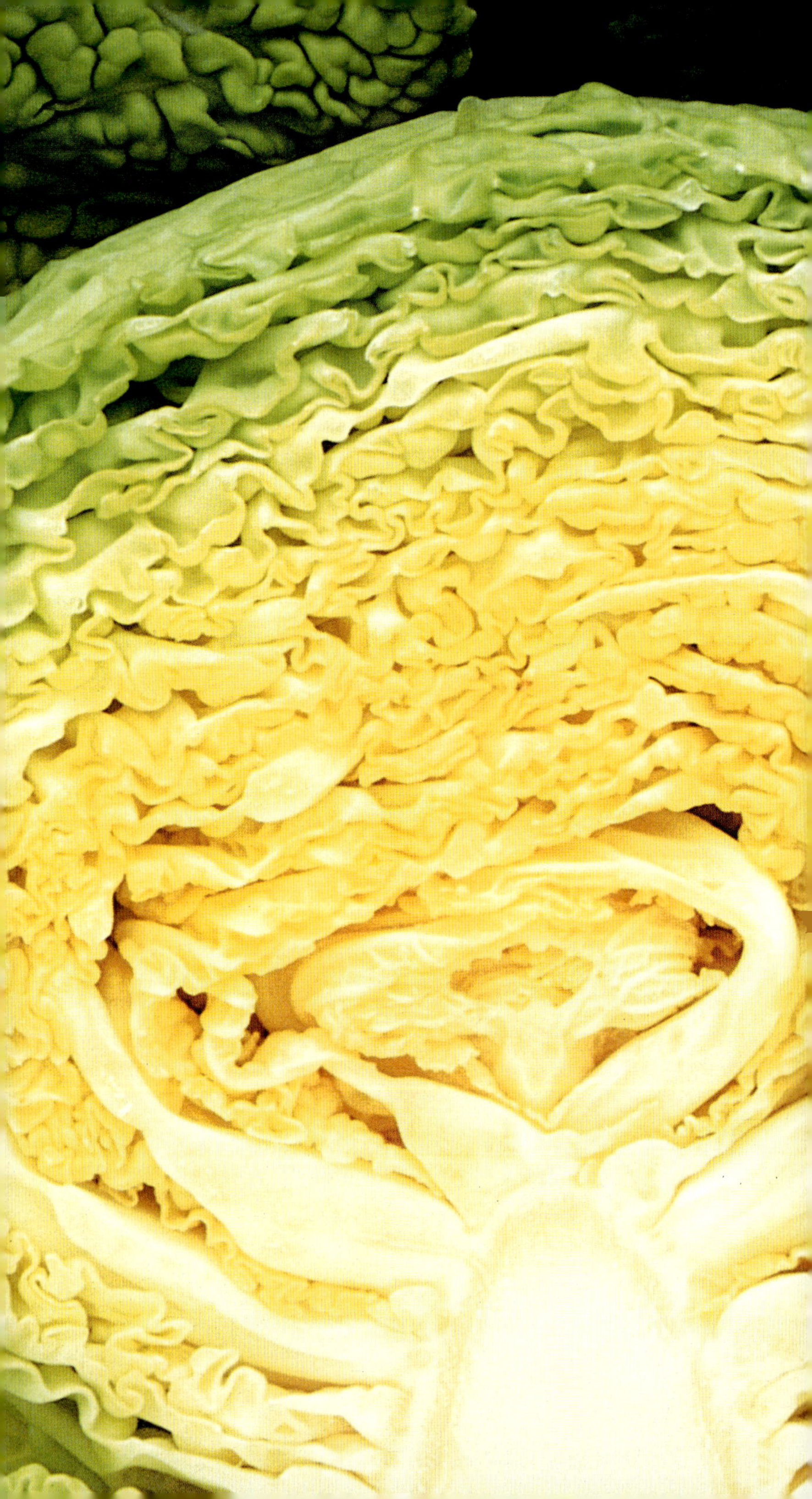

# Leitfaden für Vitamine

Vitamine sind lebenswichtige organische Substanzen. Wenn der Körper zu wenig Vitamine aufnimmt, treten Mangelerscheinungen auf. Forschungen zufolge hält eine optimale Vitamin-zufuhr nicht nur gesund, sondern verzögert auch den Alterungsprozess.

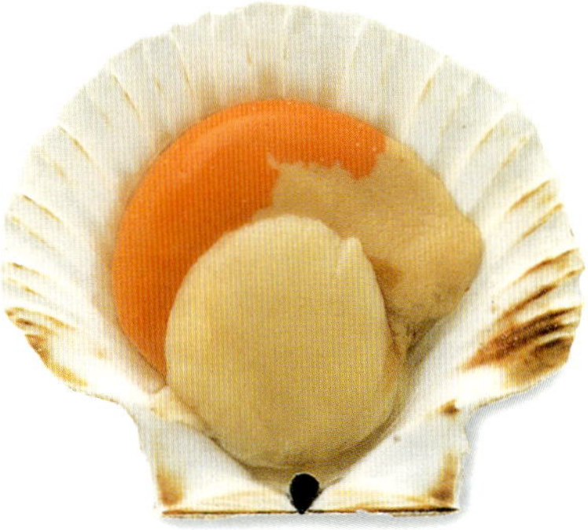

# VITAMIN A/RETINOL

Fördert gesunde Haut und gute Nachtsicht

Stärkt das Immunsystem ◆ Hilft bei Akne

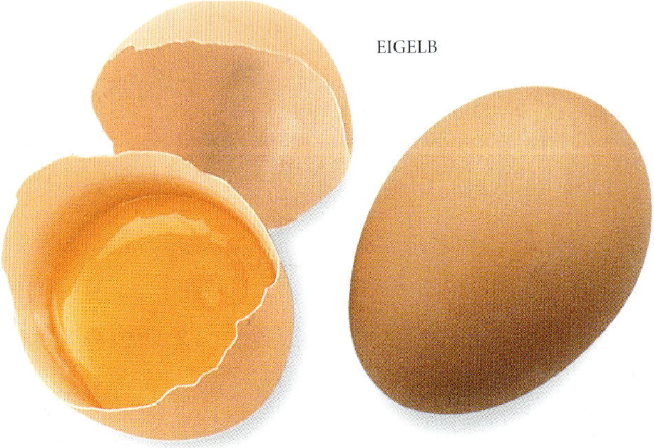


## CHEMISCHE NAMEN

- RETINOL
- RETINOLPALMITAT
- RETINOLACETAT

## DARREICHUNGSFORMEN

- KAPSELN
- TABLETTEN
- FLÜSSIGFORM
- LEBERTRAN

## EMPFOHLENE TAGESDOSIS FÜR ERWACHSENE

- 800 µg

## WIRKUNGSWEISE

Vitamin A spielt eine große Rolle bei der Herstellung des Sehpurpurs (Rhodopsin), ein für die Nachtsicht wichtiges Pigment. Zudem hält es die Schleimhäute von Mundhöhle und Lunge feucht und reguliert das Wachstum des Körpergewebes. Das Vitamin sorgt für die Entwicklung starker Knochen, ein ausgeglichenes Fortpflanzungssystem und eine gesunde Haut. Es hilft dem Immunsystem bei der Bekämpfung bakterieller, viraler und parasitärer Infektionen.

### RESORPTIONSHILFEN

Mit etwas Öl oder Fett wird Vitamin A am besten verwertet.

### RESORPTIONSHEMMER

Die Langzeitanwendung des Medikaments Colestyramin (gegen zu hohe Cholesterinwerte) kann das Vitamin-A-Gleichgewicht im Körper stören. Antacida, die bei Verdauungsstörungen verordnet werden, greifen die Vitamin-A-Speicher an.

## HAUPTQUELLEN FÜR VITAMIN A – in µg/100 g Nahrungsmittel

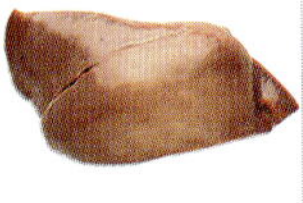

KALBSLEBER
29 730 µg/100 g

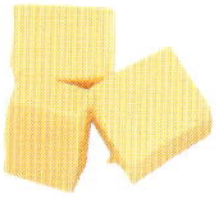

BUTTER
815 µg/100 g

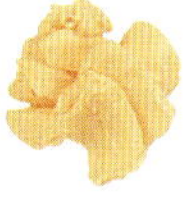

MARGARINE
780 µg/100 g

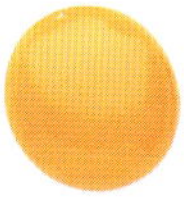

EIGELB
535 µg/100 g

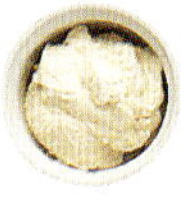

FRISCHKÄSE
385 µg/100 g

Mangelndes Zink in der Ernährung senkt den Vitamin-A-Spiegel im Blut.

## VITAMIN-A-PRÄPARATE

Die empfohlene Tagesdosis (800 µg Vitamin A) entspricht acht Eiern oder drei Gramm gegrillter Kalbsleber. Der Körper kann aus Beta-Carotin, dem leuchtenden Pigment in Gemüsen und Früchten *(siehe Seite 91)*, Vitamin A herstellen. Vitamin-A-Präparate basieren meist auf Fischöl bzw. Lebertran.

### VORSICHTSMASSNAHMEN

Der Körper speichert Vitamin-A-Überschüsse in den Fettzellen, wo sie giftig sein können. Dosen von etwa 300 mg (bei Kindern von 100 mg) verursachen Haarausfall, Erbrechen, Kopfschmerzen, Knochenschäden, Doppeltsehen und Leberschäden. Regelmäßige Einnahmen sollten bei Frauen 7500 µg und bei Männern 9000 µg nicht überschreiten. Halten Sie 100 Prozent der empfohlenen Tagesdosis strikt ein. Um Überdosierungen zu vermeiden, sollten Sie verschiedene Vitamin-A-Quellen wie Multivitamine und Lebertran nicht kombinieren. Schwangere sollten Präparate vermeiden, da 3300 µg täglich das Ungeborene schädigen können.

## THERAPEUTISCHE ANWENDUNG

**● PSORIASIS UND AKNE**
Hohe Dosen Vitamin A beeinflussen Psoriasis und Akne günstig, da sie die Hautbeschaffenheit verändern können. Ärztliche Kontrolle ist unerlässlich.

**● KREBS**
Ausreichend Vitamin A kann die Aktivitäten Krebs erregender Substanzen bremsen. Bei niedrigen Vitamin-A-Speichern helfen Präparate das Risiko der Krebsentstehung zu vermeiden.

**● ATEMWEGSPROBLEME**
Vitamin-A-Präparate können Kindern helfen, die häufig an Atemwegserkrankungen leiden.

**● GRÜNER STAR**
Enthält die Ernährung zu wenig Vitamin A, können Präparate bei grünem Star (Glaukom) hilfreich sein.

**● MASERN**
Falls der Speiseplan zu wenig Vitamin A bietet, kann eine Kur mit Vitamin-A-Präparaten bei Kindern das Masernrisiko senken.

## THERAPEUTISCHER NUTZEN

Von Vitamin-A-Präparaten profitiert, wer sich langfristig fettarm ernährt, Vitamin A schlecht verwertet (z. B. bei zystischer Fibrose) oder das Medikament Colestyramin einnimmt. Hautärzte verordnen eine Kur mit Vitamin-A-Präparaten. Folgende Symptome weisen auf einen Vitamin-A-Mangel hin:

- ERHÖHTE INFEKTANFÄLLIGKEIT
- NACHTBLINDHEIT
- SCHWACHES WACHSTUM IN DER KINDHEIT
- TROCKENE, SCHUPPIGE HAUT
- ABNEIGUNG GEGEN LICHT
- TRÜBE, TROCKENE AUGEN
- ZAHNFLEISCHENTZÜNDUNGEN
- KRÖTENHAUT (FOLLIKULÄRE HYPERKERATOSE)
- SCHLECHTE AUSBILDUNG DES ZAHNSCHMELZES BEI KINDERN

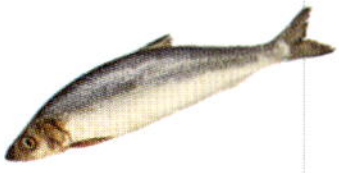

HERING
45 µg/100 g

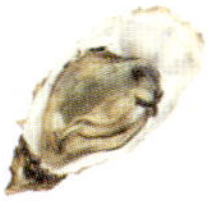

AUSTERN
75 µg/100 g

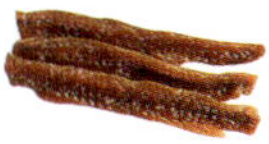

ANCHOVIS
57 µg/100 g

VOLLMILCH
52 µg/100 g

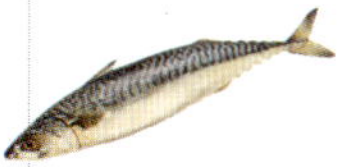

MAKRELEN
45 µg/100 g

# VITAMIN $B_1$/THIAMIN

Verbessert das Gedächtnis ◆ Stärkt die Nerven

Reduziert Heißhunger auf Süßes

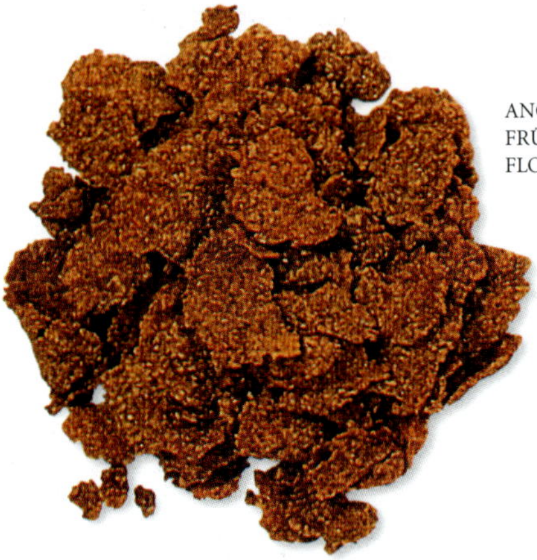

ANGEREICHERTE FRÜHSTÜCKS-FLOCKEN

### CHEMISCHER NAME

- THIAMIN

### DARREICHUNGS-FORMEN

- KAPSELN
- TABLETTEN

### EMPFOHLENE TAGESDOSIS FÜR ERWACHSENE

- 1,4 mg

## WIRKUNGSWEISE

Vitamin $B_1$ oder Thiamin ist wichtig für die Übertragung bestimmter Nervensignale zwischen Gehirn und Rückenmark. Zudem ist es unentbehrlich für die Arbeit bestimmter Enzyme, die dem Körper Energie liefern. Da nur wenig Vitamin $B_1$ gespeichert wird, muss es regelmäßig zugeführt werden.

### RESORPTIONSHILFEN

Vitamin C und Zitronensäure (in Orangen und anderen Zitrusfrüchten) schützen Thiamin vor Zerstörung. Die B-Vitamine unterstützen sich als Gesamtkomplex gegenseitig bei der Resorption.

### RESORPTIONSHEMMER

Langzeitanwendungen von Antacida und hoher Alkoholkonsum senken den Thiamin-Spiegel. Kaffeesäure, Tannin im Tee und das zum Trocknen von Früchten verwendete Schwefeldioxid beeinträchtigen nicht nur die Vitamin-$B_1$-Resorption, sondern zerstören

## HAUPTQUELLEN FÜR VITAMIN $B_1$ – in mg/100 g Nahrungsmittel

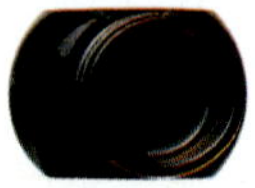

HEFEEXTRAKT
4,25 mg/100 g

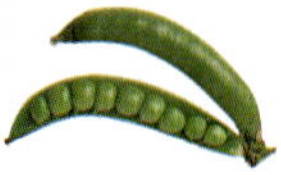

ERBSEN
0,89 mg/100 g

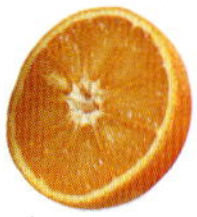

ORANGEN
0,70 mg/100 g

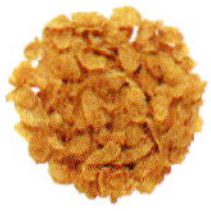

ANGEREICHERTE CORNFLAKES
0,65 mg/100 g

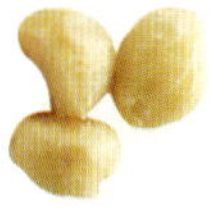

GEKOCHTE KARTOFFELN
0,59 mg/100 g

das Vitamin. Regelmäßiger Verzehr von Sushi hemmt die Resorption, da Enzyme in rohem Fisch Thiamin zerstören.

## VITAMIN-$B_1$-PRÄPARATE

Die empfohlene Tagesdosis (1,4 mg Thiamin) entspricht einem Schälchen angereicherter Frühstücksflocken oder einer Portion Schweinefleisch. Der Körper nimmt große Einzeldosen von Thiamin nur ungenügend auf. Nehmen Sie deshalb regelmäßig 100 Prozent der empfohlenen Tagesdosis ein. Erwachsene, die täglich bis zu 100 mg einnahmen, hatten keinerlei Probleme. Verfechter der Optimalwerte empfehlen täglich 3,5–9,2 mg, für die therapeutische Anwendung täglich 25–100 mg .

### KOMBINATION VON PRÄPARATEN

Werden Vitamin-$B_1$-Präparate mit Vitamin $B_2$ und $B_6$ kombiniert, verstärkt dies die Wirkung von Vitamin $B_1$.

### VORSICHTSMASSNAHMEN

Tägliche Einnahmen von mehr als 50 mg pro Kilogramm Körpergewicht bzw. 3 Gramm sind giftig. Die Symptome sind: beschleunigter Puls, Schlafstörungen, allgemeine Schwäche, Kopfschmerzen und Gereiztheit. Zu viel Thiamin kann im Körper zu einem Verlust anderer B-Vitamine führen.

## THERAPEUTISCHE ANWENDUNG

**● GUTES GEDÄCHTNIS**
Zur Herstellung des Neurotransmitters Acetylcholin (eine Substanz zum Austausch von Botschaften zwischen den Nerven) benötigt die Glucose im Blut Thiamin. Vitamin $B_1$ spielt demnach eine entscheidende Rolle für Gedächtnis und Konzentrationsvermögen. Zur Verbesserung der Gedächtnisleistung wird ein Frühstück empfohlen, das aus Kohlenhydraten (Erhöhung des Blutzuckerspiegels) und Thiamin (verbesserte Acetylcholinproduktion) besteht.

**● HEISSHUNGER**
Ein leichtes Thiamindefizit kann zu Heißhunger auf Süßes führen. Abhilfe schafft eine mäßige Vitamin-$B_1$-Einnahme.

**● ALZHEIMER-KRANKHEIT**
Jüngste Studien zeigen, dass Thiamin-Präparate der Alzheimer-Krankheit vorbeugen oder deren Verlauf verlangsamen können. Für diese Alterskrankheit ist Vergesslichkeit typisch.

**● MULTIPLE SKLEROSE**
Vitamin-$B_1$-Präparate können gegen eine Reihe von Störungen des Nervensystems verordnet werden. Zu ihnen gehören Multiple Sklerose, Bell-Lähmung und Neuritis.

### THERAPEUTISCHER NUTZEN

Beriberi, die Thiamin-Mangelkrankheit, kommt in der westlichen Welt kaum vor. Bei uns ist Alkoholismus die Hauptursache. Die Einnahme von Präparaten ist bei Stress, hoher körperlicher Aktivität oder einem Alter von über 55 Jahren sehr nützlich. Symptome des Mangels können sein:

- MÜDIGKEIT
- DEPRESSION
- GEDÄCHTNISSCHWÄCHE
- KOPFSCHMERZEN
- ÜBELKEIT
- HÄNDEKRIBBELN

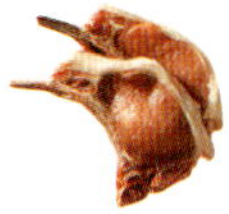

SCHWEINEKOTELETT
0,48 mg/100 g

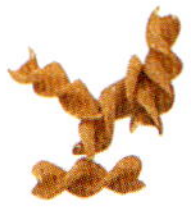

VOLLKORNNUDELN
0,43 mg/100 g

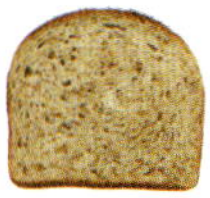

VOLLKORNBROT
0,37 mg/100 g

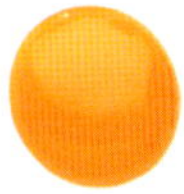

EIGELB
0,30 mg/100 g

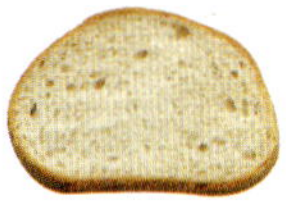

WEISSBROT
0,21 mg/100 g

# VITAMIN $B_2$/RIBOFLAVIN

Hebt das Energieniveau ◆ Sorgt für gesunde Haut ◆ Stärkt Nägel und Haare ◆ Lindert Schwangerschaftskrämpfe

CORNFLAKES

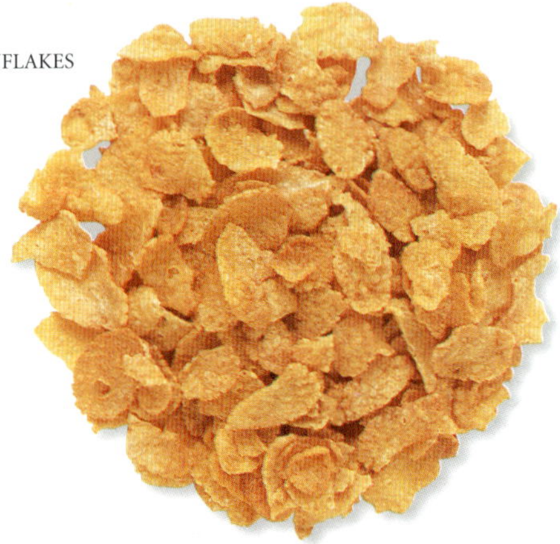

### CHEMISCHER NAME

- RIBOFLAVIN

### DARREICHUNGSFORMEN

- TABLETTEN
- KAPSELN

### EMPFOHLENE TAGESDOSIS FÜR ERWACHSENE

- 1,6 mg

## WIRKUNGSWEISE

Der Körper benötigt Riboflavin zur Bildung von zwei Substanzen, mit deren Hilfe er die Kalorien aus der Nahrung (Proteine, Fette, Kohlenhydrate) in eine für die Zellen brauchbare Form umwandelt: FAD (Flavinadenindinucleotid) und FMN (Flavinmononucleotid). Ein Riboflavinmangel verringert nicht nur das Energieniveau, sondern stört auch das Wachstum von Haut, Haaren und Nägeln.

### RESORPTIONSHILFEN

In Kombination mit anderen B-Vitaminen und dem Mineralstoff Selen (in rotem Fleisch, Vollkorngetreiden) wird Riboflavin am besten resorbiert.

### RESORPTIONSHEMMER

Gehemmt wird die Resorption durch Alkohol, Antidepressiva (z. B. Imipramin, Amitriptylin), das Medikament Adfiamycin und das Antimalaria-Mittel Quinacrin. Ähnliche Wirkungen treten bei

## HAUPTQUELLEN FÜR VITAMIN $B_2$ – in mg/100 g Nahrungsmittel

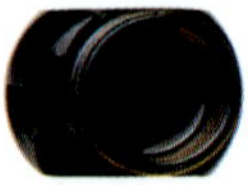

BIERHEFE
11 mg/100 g

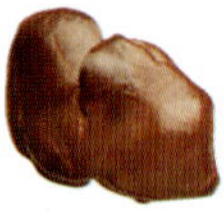

LAMMLEBER
4,4 mg/100 g

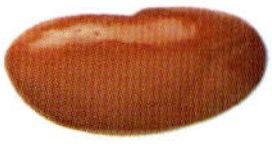

SCHWEINENIERE
2,1 mg/100 g

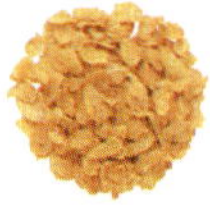

ANGEREICHERTE CORNFLAKES
1,3 mg/100 g

CHEDDARKÄSE
0,4 mg/100 g

zu viel Eisen, Zink, Kupfer oder Mangan ein. Auch die »Pille« und das Rauchen können den körpereigenen Speicher leeren. Werden Nahrungsmittel der Sonne ausgesetzt, zerstört dies das Vitamin noch vor dem Verzehr.

## EINNAHME DES PRÄPARATS

Die empfohlene Tagesdosis (1,6 mg Vitamin $B_2$) entspricht zwei großen Schalen mit angereichertem Getreide und fettarmer Milch. 200 mg Riboflavin gelten als sichere Obergrenze. Verfechter der Optimalwerte empfehlen täglich 1,8–2,5 mg, für therapeutische Zwecke täglich 25–100 mg.

### KOMBINATION VON PRÄPARATEN

Nehmen Sie Riboflavin als Vitamin-B-Komplex mit Speisen ein.

### VORSICHTSMASSNAHMEN

Bei grauem Star oder der Neigung dazu sollten täglich höchstens 10 mg eingenommen werden. Denn die Einwirkung von Licht und Sauerstoff auf Riboflavin erhöht das Risiko für grauen Star. Hohe Dosen des Vitamins können zu einem Magnesiummangel führen. Da Überdosen keine Vorteile bringen, sollte die Tagesdosis 200 mg nicht übersteigen.

## THERAPEUTISCHE ANWENDUNG

**● ANÄMIE**
Forschungen belegen, dass die Verordnung von Eisen und Riboflavin die Eisentherapie unterstützt und Anämien bessert.

**● PILZERKRANKUNGEN**
Von Präparaten profitieren Menschen mit Candidamykose, deren Riboflavinspiegel niedrig ist.

**● KARPALTUNNEL-SYNDROM**
Zur Behandlung bedarf es Riboflavin und Vitamin $B_6$. Ein Riboflavinmangel kann die Funktion von Vitamin $B_6$ behindern. Riboflavingaben beheben dies.

**● GRAUER STAR**
Hohe Dosen Riboflavin fördern die Entstehung von grauem Star. Auch geringe Mengen sind problematisch. Mäßige Mengen, über neun Monate eingenommen, tragen zu einer Besserung bei.

**● KRÄMPFE BEI SCHWANGEREN**
Präparate mit 10 mg Riboflavin, täglich eingenommen, lindern Schmerzen.

## THERAPEUTISCHER NUTZEN

Bei Stress oder Diabetes scheidet der Körper Riboflavin über den Urin aus, deshalb sind zusätzliche Gaben empfehlenswert. Die Einnahme der »Pille« führt zu ähnlichen Effekten. Veganer (Vegetarier, die auf alle tierischen Produkte verzichten), ältere Menschen und jene, die eine Diät einhalten, nehmen meist zu wenig Riboflavin auf. Auch bei Schwangeren sind die Riboflavinvorräte oft erschöpft. Mangelerscheinungen sind:

- ZITTERN
- SCHWINDEL
- KONZENTRATIONSMANGEL
- SCHWÄCHE
- BLUTUNTERLAUFENE, MÜDE UND ROTE AUGEN
- ENTZÜNDETE ZUNGE UND LIPPEN
- EKZEMARTIGE HAUTAUSSCHLÄGE
- BRÜCHIGE NÄGEL
- STUMPFES ODER FETTES HAAR
- GRAUER STAR

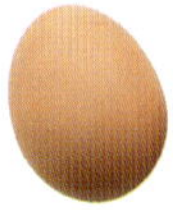

EIER
0,35 mg/100 g

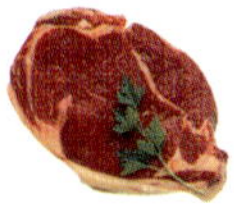

RINDFLEISCH
0,33 mg/100 g



JOGHURT
0,27 mg/100 g

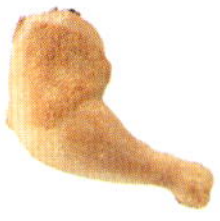

HÜHNERFLEISCH
0,19 mg/100 g

VOLLMILCH
0,17 mg/100 g

# VITAMIN $B_3$/NIACIN

Senkt hohe Cholesterinwerte ◆ Reduziert das Verlangen nach Alkohol ◆ Kann Akne rosacea bessern

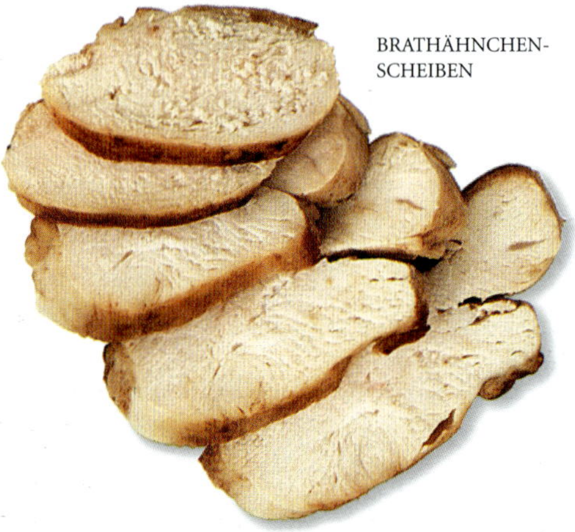

BRATHÄHNCHEN-SCHEIBEN

### CHEMISCHE NAMEN

- NIACIN
- NICOTINSÄURE
- NICOTINAMID

### DARREICHUNGSFORMEN

- TABLETTEN
- KAPSELN
- PULVER

### EMPFOHLENE TAGESDOSIS FÜR ERWACHSENE

- 18 mg

## WIRKUNGSWEISE

Niacin wird zur Bildung der beiden Enzyme NAD (Nicotinamid-Adenindinucleotid) und NADP (Nicotinamid-Adenindinucleotid-Phosphat) benötigt. Sie setzen die Energie aus der verdauten Nahrung frei. Körperliche Aktivitäten erhöhen den Bedarf. Der Körper kann das Vitamin mit Hilfe der Aminosäure Tryptophan herstellen. Niacin spielt beim Hautwachstum, bei der Bildung der Nerven sowie der Erhaltung eines intakten Verdauungssystems eine Rolle.

### RESORPTIONSHILFEN

Nahrungsmitel mit Tryptophan (Milchprodukte, Fleisch, Eier) heben den Niacinspiegel an. Erleichtert wird die Resorption durch andere B-Vitamine und den Mineralstoff Chrom. Nehmen Sie Niacin als Vitamin-B-Komplex mit Speisen ein.

### RESORPTIONSHEMMER

Antibiotika (Therapie bakterieller Infektionen), L-Dopamin (Behandlung

## HAUPTQUELLEN FÜR VITAMIN $B_3$ – in mg/100 g Nahrungsmittel

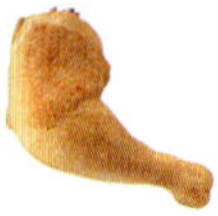

HÜHNERFLEISCH
12,8 mg/100 g

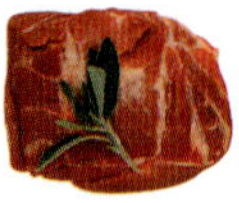

SCHWEINEFLEISCH
11 mg/100 g

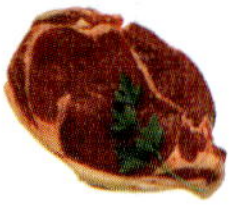

RINDFLEISCH
10,2 mg/100 g

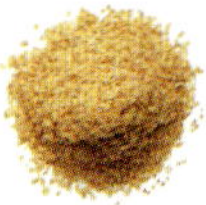

WEIZENKEIME
9,8 mg/100 g

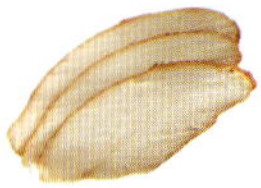

PUTENFLEISCH
8,5 mg/100 g

der Parkinson-Krankheit), Alkohol, die »Pille«, Tee und Kaffee senken den Niacinspiegel im Körper.

## EINNAHME DER PRÄPARATE

Die empfohlene Tagesdosis (18 mg Niacin) entspricht jeweils einer Portion gemischter Nüsse, Brathähnchen und Cornflakes. Niacin-Präparate sind als Nicotinsäure und Nicotinamid erhältlich. Die Obergrenze für Nicotinamid liegt kurzfristig bei 1 500 mg und langfristig bei 450 mg; für die Nicotinsäure kurzfristig bei 500 mg und langfristig bei 150 mg. Verfechter der Optimalwerte empfehlen täglich 25–30 mg, für therapeutische Zwecke täglich 50–150 mg .

### VORSICHTSMASSNAHMEN

Sehr hohe Dosen Nicotinsäure (3–6 g) wirken Leber schädigend. Bei manchen Menschen lösen Dosen über 150 mg pro Tag zeitweilig Hautrötungen aus. Wird Niacin als Nicotinamid eingenommen, bleibt dieser Effekt aus. Bei großen Mengen an Nicotinamid kommt es zu Ablagerungen. Wer an Gicht leidet, sollte auf Präparate verzichten.

## THERAPEUTISCHE ANWENDUNG

**● AKNE ROSACEA**
Rosacea, ein Hautleiden mit fleckiger Rötung der Gesichtshaut (besonders bei Frauen in der Menopause), entsteht durch die Erweiterung winziger Blutgefäße unter der Haut. Dies führt zu einem übermäßigen Wachstum der Fettdrüsen und aknaartigen Flecken. Die tägliche Einnahme eines Präparats bringt Linderung.

**● SENKT DAS VERLANGEN NACH ALKOHOL**
Die drei- oder vierwöchige Einnahme von Kapseln mit je 500–1000 mg Niacin reduziert starkes Verlangen nach Alkohol.

**● ALLERGISCHE REAKTIONEN**
Niacin bremst die Histaminausschüttung und führt zur raschen Besserung von Heuschnupfenbeschwerden.

**● HERZKRANKHEITEN**
Geringe Niacin-Dosen können HDL-Cholesterin (das schützende Cholesterin mit hoher Dichte) erhöhen und die Bildung von Plaques in den Arterienwänden reduzieren. Niacin darf wegen möglicher Nebenwirkungen nur unter ärztlicher Aufsicht eingenommen werden (nicht von Diabetikern mit Herzleiden).

**● ASTHMA**
Täglich 100–200 mg Niacin erleichtern das Leiden.

### THERAPEUTISCHER NUTZEN

Vitamin $B_3$ hilft älteren Menschen, die sich einseitig ernähren und deren Verdauung altersbedingt nachlässt. Menschen mit hektischem Lebensstil und viel Bewegung haben einen erhöhten Bedarf. Pellagra ist eine Vitamin $B_3$-Mangelkrankheit. Diese Symptome weisen auf einen Mehrbedarf hin:

- APPETITMANGEL
- KOPFSCHMERZEN
- ÜBELKEIT
- MUNDGESCHWÜRE
- TROCKENE HAUT
- SCHLAFSTÖRUNGEN
- GEDÄCHTNISSCHWÄCHE
- GEREIZTHEIT
- EMPFINDLICHKEIT GEGENÜBER HELLEM LICHT
- ZAHNFLEISCHENTZÜNDUNGEN
- GERÖTETE ZUNGE

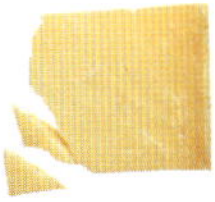
CHEDDARKÄSE
0,4 mg/100 g

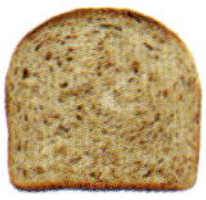
VOLLKORNBROT
5,9 mg/100 g

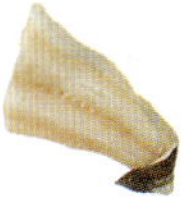
KABELJAU
5,7 mg/100 g

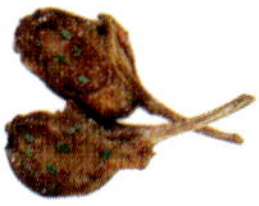
LAMMKOTELETTS
4,8 mg/100 g

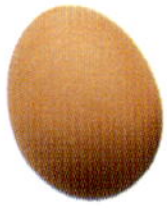
EIER
3,8 mg/100 g

# VITAMIN $B_5$/ PANTOTHENSÄURE

Beschleunigt Wundheilung ◆ Erleichtert Beschwerden bei rheumatoider Arthritis

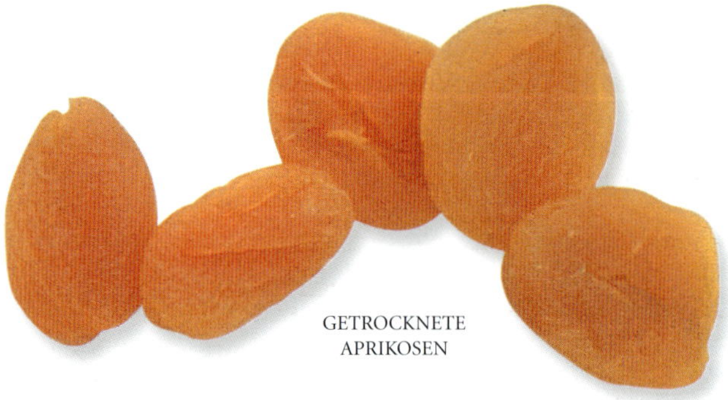

GETROCKNETE APRIKOSEN

### CHEMISCHE NAMEN

- PANTOTHENSÄURE
- PANTETHEIN
- CALCIUM-PANTOTHENAT

### DARREICHUNGSFORMEN

- TABLETTEN
- KAPSELN
- FLÜSSIGKEIT

### EMPFOHLENE TAGESDOSIS FÜR ERWACHSENE

- 6 mg

## WIRKUNGSWEISE

Pantothensäure versorgt jede einzelne Körperzelle mit einer konstanten Energiemenge. Sie fördert die Bildung eines Moleküls, das Nahrungsfette und Kohlenhydrate für die Zelle verwertbar macht. Pantothensäure unterstützt außerdem das Wachstum und die Infektabwehr durch Bildung von Antikörpern. Sie ist am Aufbau der Antistresshormone in der Nebenniere beteiligt und wirkt deshalb beruhigend.

### RESORPTIONSHILFEN

Pantothensäure wird gut mit anderen B-Vitaminen resorbiert, z. B. als Vitamin-B-Komplex. Besonders günstig wirken Folsäure und Biotin.

### RESORPTIONSHEMMER

Stress, zu viel Alkohol sowie große Mengen Tee und Kaffee können die Aufnahme von Pantothensäure hemmen. Durch Erhitzen und Verarbeiten wird ihr Anteil auch in den Nahrungsmitteln verringert.

## HAUPTQUELLEN FÜR VITAMIN $B_5$ – in mg/100 g Nahrungsmittel

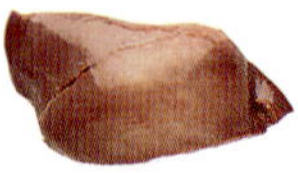

KALBSLEBER
8,4 mg/100 g

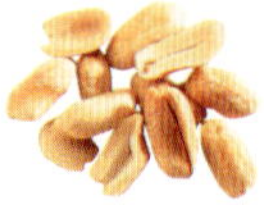

ERDNÜSSE
2,66 mg/100 g

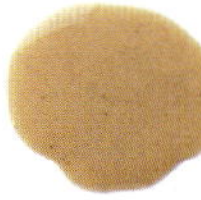

TAHIN
2,17 mg/100 g

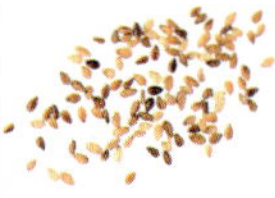

SESAMSAMEN
2,14 mg/100 g

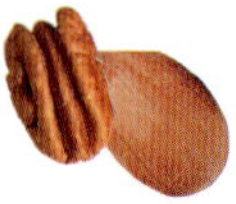

PEKANNÜSSE
1,71 mg/100 g

## EINNAHME DER PRÄPARATE

Die sichere Obergrenze für Kurzzeit- wie Langzeitanwendungen der Pantothensäure liegt bei 1 000 mg. Verfechter der Optimalwerte empfehlen täglich 25 mg für Erwachsene, für therapeutische Zwecke 50–300 mg.

### VORSICHTSMASSNAHMEN

Extrem hohe Dosen von 10 000 mg (10 g) verursachen Durchfall und sonstige Darmstörungen. Die Einnahme von täglich 100 mg erhöht die Gefahr, dass Niacin über den Urin ausgeschieden wird.

## THERAPEUTISCHE ANWENDUNG

**● ALLERGIE**
Nach der Einnahme von 250 mg Pantothensäure erfahren Menschen mit laufender, juckender Nase sofort Erleichterung. Studien belegen, dass dies auf die Histamin hemmende Wirkung zurückgeführt werden kann.

**● VERSTOPFUNG**
Pantothensäure regt die Darmkontraktion an und sorgt so für die Stuhlentleerung. Vitamin-$B_5$-Präparate helfen bei Verstopfungen und sind auch für Schwangere, Kinder und ältere Menschen geeignet.

**● MÜDIGKEIT**
10 mg Pantothensäure zur Ergänzung einer unausgewogenen Ernährung behebt Müdigkeit, Verstimmung und Schlaflosigkeit. Sie hilft auch bei Müdigkeit nach Operationen.

**● HEILUNG**
Pantothensäure scheint in Verbindung mit Vitamin C die Haut zu stärken, akute Verletzungen besser abheilen zu lassen und Narben beständiger zu machen. Sie beschleunigt zudem die Wundheilung nach Operationen.

**● ATEMWEGE**
Mangelnde Pantothensäure in Nahrungsmitteln erhöht die Gefahr von Ohren-, Nasen- und Racheninfektionen. Präparate gleichen dies aus.

**● ARTHRITIS**
Bei rheumatoider Arthritis können die Pantothensäurewerte niedrig sein. Studien belegen, dass Betroffenen durch eine tägliche Gabe von 2 000 mg (2 g) Calcium-Pantothenat geholfen werden kann. Erhöhen Sie nach Rücksprache mit dem Arzt die Dosis um 500 mg.

## THERAPEUTISCHER NUTZEN

Pantothensäure ist in vielen Nahrungsmitteln enthalten. Wer jedoch viel Alkohol trinkt, an Dauerstress leidet oder gerade eine Operation hinter sich hat, profitiert von Präparaten. Die folgenden Symptome deuten auf einen erhöhten Pantothensäurebedarf hin:

- SCHLECHTE MUSKELKOORDINATION UND ZITTERN
- MUSKELKRÄMPFE
- TAUBHEIT
- KRIBBELN
- SCHMERZHAFTES BRENNEN DER FÜSSE UND EMPFINDLICHE FERSEN
- DEPRESSION
- ERSCHÖPFUNG UND MÜDIGKEIT
- SCHWÄCHE
- ÄNGSTE
- ZÄHNEKNIRSCHEN IN DER NACHT
- KOPFSCHMERZEN
- APPETITMANGEL

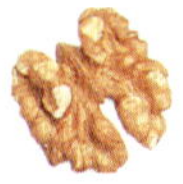

WALNÜSSE
1,6 mg/100 g

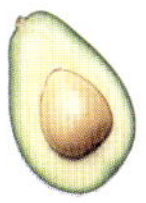

AVOCADO
1,1 mg/100 g

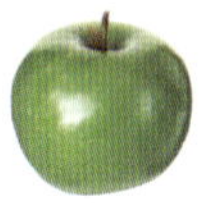

ÄPFEL
0,7 mg/100 g

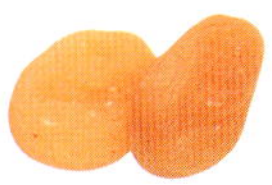

GETROCKNETE APRIKOSEN
0,7 mg/100 g

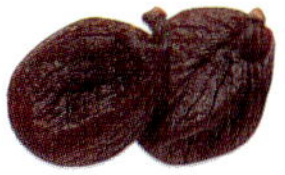

GETROCKNETE FEIGEN
0,51 mg/100 g

# VITAMIN $B_6$/PYRIDOXIN

Lindert prämenstruelles Syndrom ◆ Hilft beim Karpaltunnelsyndrom ◆ Bessert Verstimmung und Müdigkeit

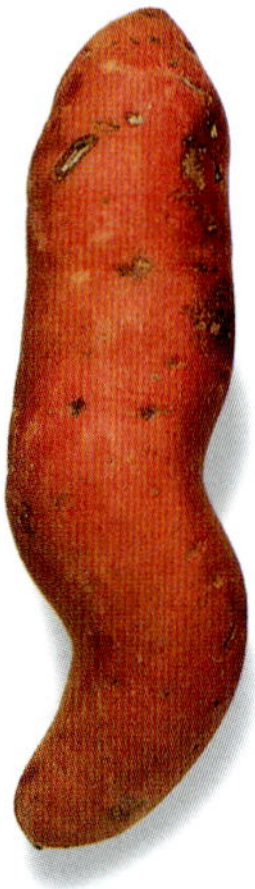

SÜSS-KARTOFFEL

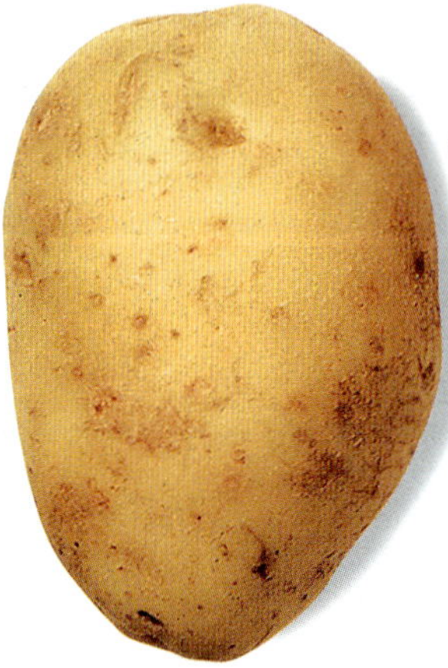

KARTOFFEL

### CHEMISCHE NAMEN

- PYRIDOXIN
- PYRIDOXAL-5-PHOSPHAT
- PYRIDOXIN-HYDROCHLORID

### DARREICHUNGSFORMEN

- TABLETTEN
- KAPSELN
- FLÜSSIGKEIT

### EMPFOHLENE TAGESDOSIS FÜR ERWACHSENE

- 2 mg

## WIRKUNGSWEISE

Der Körper benötigt Vitamin $B_6$ zum Abbau von Eiweiß, dieses wiederum ist Voraussetzung für den Aufbau und die Reparatur von Muskelgewebe und anderen Geweben sowie für die Enzymbildung. Pyridoxin scheint auch das Gleichgewicht der Sexualhormone zu fördern – ein Grund, weshalb es Frauen mit dem prämenstruellen Syndrom ein Begriff ist. Vitamin $B_6$ sorgt für eine gesunde Haut, für ein gut funktionierendes Nervensystem und für die Bildung von Antikörpern.

### RESORPTIONSHILFEN

Begünstigt wird die Resorption durch andere B-Vitamine sowie die Mineralstoffe Zink und Magnesium.

### RESORPTIONSHEMMER

Penicillin kann sich mit Vitamin $B_6$ verbinden und die Resorption des Vitamins verhindern. Alkohol, die »Pille« und Nikotin senken den Vitamin-$B_6$-Spiegel im Blut.

## HAUPTQUELLEN FÜR VITAMIN $B_6$ – in mg/100 g Nahrungsmittel

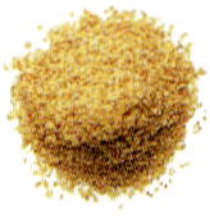

WEIZENKEIME
3,3 mg/100 g

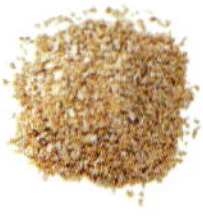

WEIZENKLEIE
1,38 mg/100 g

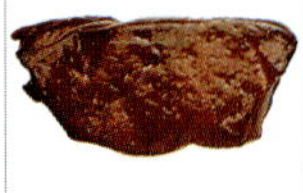

RINDERLEBER
0,83 mg/100 g

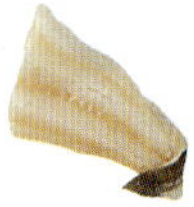

KABELJAU
0,38 mg/100 g

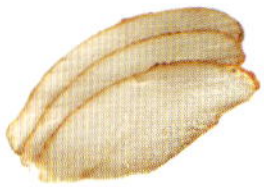

PUTENFLEISCH
0,32 mg/100 g

## EINNAHME DER PRÄPARATE

Die empfohlene Tagesdosis (2 mg Vitamin $B_6$) entspricht beispielsweise einer Mahlzeit aus Lachs und im Ofen gebackenen Kartoffeln. Erwiesenermaßen ist auf lange Sicht eine Dosis von täglich 100 mg ungefährlich. Das ist für Frauen interessant, die unter dem prämenstruellen Syndrom (Beschwerden vor der Periode) leiden oder die »kombinierte Pille« einnehmen. Verfechter der Optimalwerte empfehlen täglich 2–5 mg für Kinder und 50–250 mg für Erwachsene. Am besten eignet sich die Einnahme von Pyridoxin, doch auch Pyridoxal-5-Phosphat ist akzeptabel (möglichst als Filmtablette, die nicht schon im Magen verdaut wird).

### VORSICHTSMASSNAHMEN

Nur etwa 100 mg Vitamin $B_6$ wird resorbiert. In seltenen Fällen wurde bei Einnahmen von täglich 200 mg von Vergiftungserscheinungen berichtet, mit der Folge einer Neuritis (schmerzhafte Nervenentzündung). Vitamin $B_6$ kann die Wirkung des Parkinson-Mittels Levodopa beeinträchtigen.

## THERAPEUTISCHE ANWENDUNG

**● PRÄMENSTRUELLES SYNDROM**
Viele Frauen berichten, dass Vitamin $B_6$ ihre prämenstruellen Beschwerden (Stimmungsschwankungen und Depression) lindert. Auch wenn noch Beweise fehlen, scheint es, dass Maximaldosen von täglich 50–250 mg hilfreich sein können.

**● KARPALTUNNEL-SYNDROM**
Vitamin-$B_6$-Präparate beeinflussen Taubheit, Kribbeln und Schmerzen in den Händen von Menschen mit Karpaltunnelsyndrom günstig.

**● BEDRÜCKTHEIT**
Vitamin $B_6$ ist zur Bildung des (Wohlfühl-) Neurotransmitters Serotonin im Gehirn unentbehrlich. Bei depressiven Menschen konnte ein erniedrigter Vitamin-$B_6$-Spiegel im Blut festgestellt werden. Präparate schaffen Abhilfe.

**● MÜDIGKEIT**
Bei Müdigkeit und Erschöpfung helfen Präparate, die den gesamten Vitamin-B-Komplex einschließlich Vitamin $B_6$ enthalten.

## THERAPEUTISCHER NUTZEN

Die Präparate sollten regelmäßig eingenommen werden, da Vitamin $B_6$ den Körper bereits acht Stunden nach der Einnahme wieder verlässt. Es kommt zwar selten zu Defiziten, dennoch ist bei folgenden Zusammenhängen an Vitamin $B_6$ zu denken: Einnahme der »kombinierten Pille«, ein Alter ab 55 Jahren mit reduzierter Darmresorption, vegetarische, vegane oder sehr eiweißreiche Ernährung, übermäßiger Alkoholkonsum. Folgende Symptome deuten auf einen Mehrbedarf hin:

- PRÄMENSTRUELLES SYNDROM
- REIZBARKEIT
- STRESS
- NERVOSITÄT
- BEDRÜCKTHEIT
- ENERGIEMANGEL
- TROCKENE, SCHUPPIGE HAUT
- ANÄMIE
- RISSIGE LIPPEN
- ENTZÜNDETE ZUNGE
- BRENNEN AUF DER HAUT
- ENTZÜNDETE AUGENLIDER

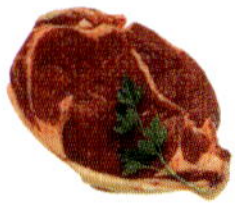

RINDFLEISCH
0,30 mg/100 g

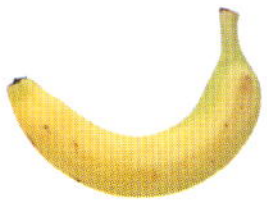

BANANEN
0,29 mg/100 g

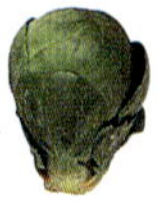

ROSENKOHL
0,19 mg/100 g

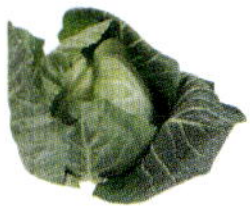

KOHL
0,17 mg/100 g

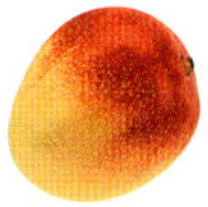

MANGO
0,13 mg/100 g

# VITAMIN $B_{12}$

Schützt vor Anämie ◆ Fördert das Wachstum ◆ Bewahrt ein gesundes Nervensystem ◆ Reduziert Reizbarkeit

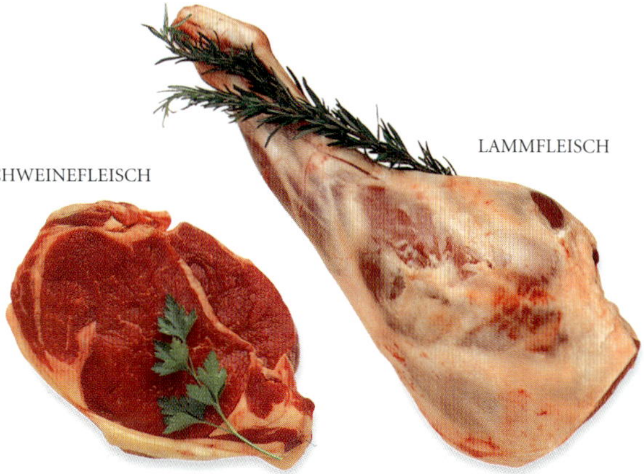

SCHWEINEFLEISCH

LAMMFLEISCH

## CHEMISCHER NAME

- COBALAMIN

## DARREICHUNGSFORMEN

- TABLETTEN
- KAPSELN

## EMPFOHLENE TAGESDOSIS FÜR ERWACHSENE

- 1 µg

## WIRKUNGSWEISE

Vitamin $B_{12}$ wirkt entscheidend bei der Aufbereitung bestimmter Schlüsselenzyme mit, die die Gesundheit der Nerven und anderer Zellen gewährleisten. Das Vitamin wird zur Bildung der »Myelinscheide« benötigt – eine die Nerven umgebende Isolierschicht zur Übermittlung der Nervenimpulse. Vitamin $B_{12}$ fördert das Wachstum, reguliert den Appetit und ist für die Bildung gesunder roter Blutkörperchen wichtig.

### RESORPTIONSHILFEN

Calcium, die Vitamine A, C, E und weitere Vitamine des B-Komplexes verbessern die Resorption von Vitamin $B_{12}$.

### RESORPTIONSHEMMER

Medikamente wie Metformin (Therapie des nicht Insulin abhängigen Typ-2-Diabetes), Colestyramin (bei hohen Cholesterinwerten) und die »Pille« hemmen die Vitamin-$B_{12}$-Resorption. Schlaftabletten und Alkohol wirken ähnlich.

## HAUPTQUELLEN FÜR VITAMIN $B_{12}$ – in µg/100 g Nahrungsmittel

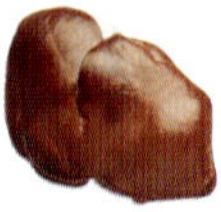

LAMMLEBER
81 µg/100 g

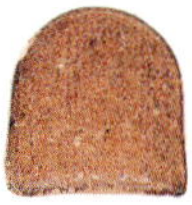

LEBERPASTETE
7,2 µg/100 g

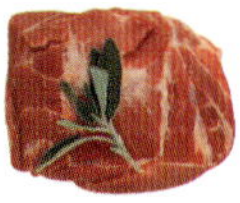

SCHWEINEFLEISCH
2 µg/100 g

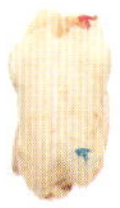

ENTE
3 µg/100 g

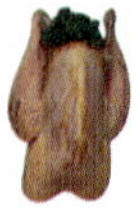

FASAN
2,5 µg/100 g

## EINNAHME DER PRÄPARATE

Die empfohlene Tagesdosis für Erwachsene (1 µg) entspricht etwa 50 g Rindfleisch. Der regelmäßige Verzehr von Fleisch, Geflügel, Eiern, fettarmen Milchprodukten, mit Vitamin $B_{12}$ angereicherten Frühstücksflocken und Aufstrichen (z. B. Bierhefeextrakt) sorgt für eine ausreichende Vitamin-$B_{12}$-Zufuhr. Die geeignetste Präparateform von Vitamin $B_{12}$ ist Cyanocobalamin. Bereits 1 µg täglich verhindert einen Vitamin-$B_{12}$-Mangel. Das empfohlene Optimum liegt jedoch für Kinder bei täglich 2,5 bis 25 µg, für Erwachsene bei 5–10 µg.

### KOMBINATION VON PRÄPARATEN

Auch in Verbindung mit Folsäure ist Vitamin $B_{12}$ sehr wirksam. Nehmen Sie das Vitamin-$B_{12}$-Präparat am besten als B-Komplex zu den Mahlzeiten ein.

### VORSICHTSMASSNAHMEN

Bisher sind Nebenwirkungen von Vitamin $B_{12}$ unbekannt. Die sichere Obergrenze liegt bei täglich 3 000 µg. Bei Einnahme dieser Dosis treten keine Probleme auf.

## THERAPEUTISCHE ANWENDUNG

**● STIMMUNGSLAGE**
Vitamin $B_{12}$ scheint bei der Produktion von Neurotransmittern (z. B. den »Wohlfühlsubstanzen« Serotonin und Dopamin) indirekt wichtig zu sein. Diese Substanzen regulieren Ihre Stimmungen, Ihr Schlafmuster und sonstige psychische Funktionen. Vitamin-$B_{12}$-Präparate helfen bei Niedergeschlagenheit.

**● MÜDIGKEIT**
Ärzte verwenden Vitamin-$B_{12}$-Präparate und -Injektionen bei vielen Energie-relevanten Problemen.

**● DIABETES MELLITUS**
Die für Diabetes typischen Nervenschäden ähneln in ihrer Symptomatik dem Vitamin-$B_{12}$-Mangel. Wissenschaftler glauben, dass Störungen im Vitamin-$B_{12}$-Stoffwechsel bei Diabetikern zu Nervenschäden führen. Eine Ergänzung mit Präparaten ist empfehlenswert.

**● SEHSCHWÄCHEN**
Lässt sich ein verringertes Sehvermögen auf eine Vitamin-$B_{12}$-arme Kost zurückführen, können Sie dies durch Vitaminpräparate beheben.

## THERAPEUTISCHER NUTZEN

Vitamin $B_{12}$ kommt nicht in Pflanzen vor, außer in Tempeh, einem fermentierten Sojaprodukt. Es wird jedoch Nahrungsmitteln zugesetzt. Strenge Vegetarier müssen sich Vitamin $B_{12}$ als Präparat zuführen oder ihre Kost damit anreichern, um Mangelzustände zu vermeiden. Auch schwangeren und stillenden Frauen und Menschen über 55 Jahre (das Vitamin-$B_{12}$-Resorptionsvermögen nimmt mit den Jahren ab) tut es gut. Diese Symptome weisen auf einen Mehrbedarf hin:

- MÜDIGKEIT
- SCHLECHTER ZUSTAND DES HAARS
- EKZEME
- DERMATITIS
- SOORBEFALL DER ZUNGE
- GEDÄCHTNISSCHWÄCHE
- KONZENTRATIONSMANGEL
- ANÄMIE
- ANGST ODER VERSPANNUNG
- SCHMERZHAFTE MUSKELN

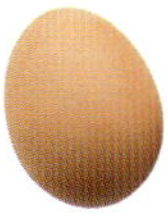

EIER
2,5 µg/100 g

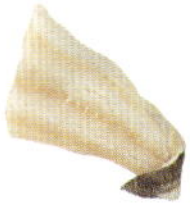

KABELJAU
2,0 µg/100 g

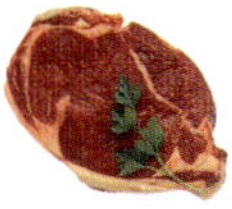

RINDFLEISCH
2,0 µg/100 g

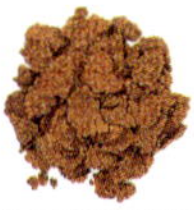

ANGEREICHERTE FRÜHSTÜCKSFLOCKEN
1,7 µg/100 g

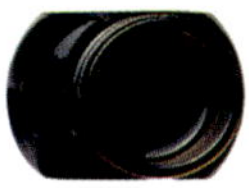

HEFEEXTRAKT
0,5 µg/100 g

# FOLAT/FOLSÄURE

Schützt vor bestimmten Geburtsschäden ◆ Senkt das Herzerkrankungsrisiko ◆ Hilft bei Anämie

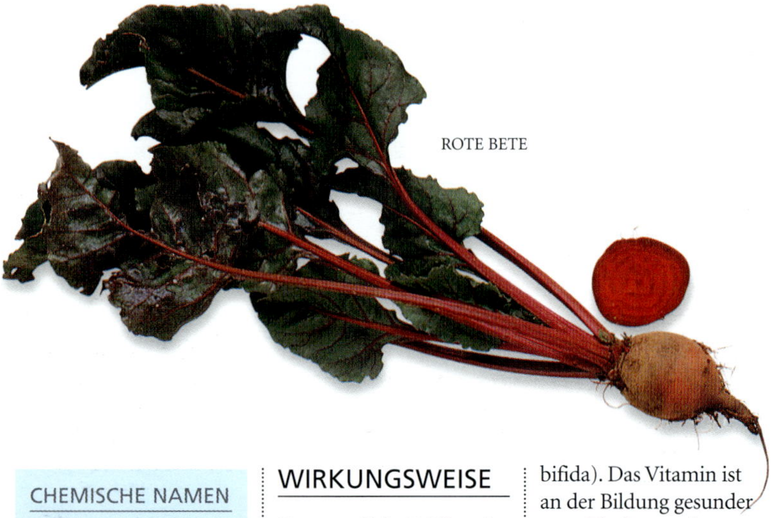

ROTE BETE

### CHEMISCHE NAMEN

- FOLSÄURE
- FOLACIN

### DARREICHUNGSFORMEN

- TABLETTEN
- KAPSELN
- FLÜSSIGKEIT

### EMPFOHLENE TAGESDOSIS FÜR ERWACHSENE

- 200 µg

## WIRKUNGSWEISE

Das natürliche B-Vitamin Folat kommt in Roten Beten, Vollkornreis, -nudeln und -brot vor. In synthetischer Form ist Folsäure in Präparaten enthalten und wird Nahrungsmitteln (Getreide, Hefeextrakt) zugesetzt. Besser resorbiert wird es in natürlicher Form. Folat ist für die Rückenmarksentwicklung des Kindes innerhalb der ersten drei Monate nach der Empfängnis wichtig: Es verhindert die Spaltwirbelbildung (Spina bifida). Das Vitamin ist an der Bildung gesunder roter Blutkörperchen beteiligt, senkt erhöhte Homocysteinwerte (Herzerkrankungen) und spaltet Eiweiße in seine Bausteine.

### RESORPTIONSHELFER

Nehmen Sie Folat mit Speisen ein. Günstig für die Resorption ist der Vitamin-B-Komplex, insbesondere Vitamin $B_{12}$.

### RESORPTIONSHEMMER

Bei regelmäßig starkem Alkoholkonsum sinken

## HAUPTQUELLEN FÜR FOLAT – in µg/100 g Nahrungsmittel

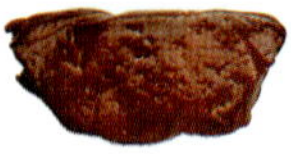

RINDERLEBER
290 µg/100 g

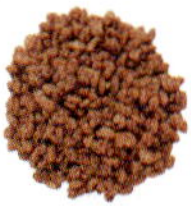

ANGEREICHERTES GETREIDE
250 µg/100 g

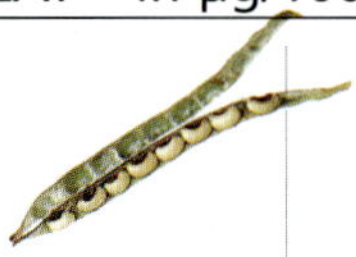

AUGENBOHNEN
210 µg/100 g

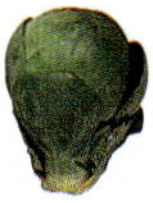

ROSENKOHL
110 µg/100 g

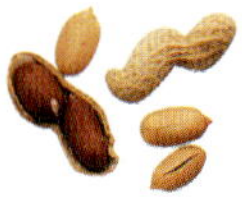

ERDNÜSSE
110 µg/100 g

die Folatwerte im Körper. Ähnliches bewirken Aspirin, die »Pille« und Medikamente wie Biguanide und Metformin (zur Therapie des nicht insulinabhängigen Diabetes).

## EINNAHME DER PRÄPARATE

Die empfohlene Tagesdosis (200 µg Folat) entspricht drei Portionen angereicherter Frühstücksflocken. Frauen, die eine Schwangerschaft planen, sollten täglich zusätzlich 400 µg einnehmen. Die sichere Obergrenze für Langzeitanwendungen sind 400 µg, für kurzfristige Einnahmen 700 µg. Verfechter der Optimalwerte empfehlen täglich 400–1 000 µg Folsäure.

### VORSICHTSMASSNAHMEN

Hohe Dosen Folsäure, über längere Zeit eingenommen, können die Resorption von Zink stören und eventuell einen Vitamin-$B_{12}$-Mangel bei Blutproben älterer Menschen verdecken.
Da Folsäure die Wirkung von Medikamenten bei Epilepsie beeinträchtigt und verändert, sollten Epileptiker nicht ohne ärztliche Beratung zu Folsäure-Präparaten greifen.

## THERAPEUTISCHE ANWENDUNG

**● HERZLEIDEN**
Folsäure kann bei sieben Prozent der herzkranken Männer und fünf Prozent der an koronarer Herzkrankheit leidenden Frauen einen tödlichen Verlauf der Krankheit verhindern.

**● ANÄMIE**
Anämie-bedingte Müdigkeit und Erschöpfung (infolge zu geringer Folsäurezufuhr) können mit Folsäure-Präparaten behoben werden. Die Kombination Vitamin $B_{12}$/Folsäure/Eisen hilft bei einer Schwangerschaftsanämie.

**● GEBÄRMUTTERHALSKREBS**
Wird die »Pille« bei niedrigen Folatwerten eingenommen, kann es zu Zellveränderungen am Gebärmutterhals kommen. Täglich 10 mg Folat verbessern innerhalb von drei Monaten die Werte wie Zervix-Biopsien belegen.

**● OSTEOPOROSE**
Nach der Menopause steigen die Homocysteinwerte, was die Knochenbildung stört. Täglich 5 mg Folsäure senken den Homocysteinspiegel, erhalten die Knochendichte und mindern das Osteoporoserisiko.

**● DEPRESSION**
Erhöhte Homocysteinwerte können zu Niedergeschlagenheit oder Depression führen. Folsäure-Präparate senken die Werte und bessern die Beschwerden.

### THERAPEUTISCHER NUTZEN

Frauen, die eine Schwangerschaft planen, sollten zur Senkung des Risikos einer Spaltwirbelbildung beim Kind täglich zusätzlich 400 µg Folsäure einnehmen. Die gleiche Dosis senkt bei Männern das Homocystein-bedingte Arterioskleroserisiko. Wer Zöliakie hat, über 55 Jahre alt ist, sich ungesund ernährt oder regelmäßig Alkohol trinkt, profitiert von den Präparaten. Präparate sind bei folgenden Symptomen empfehlenswert:

- MÜDIGKEIT
- ERSCHÖPFUNG
- EKZEME
- RISSIGE LIPPEN
- ANGST UND ANSPANNUNG
- SCHLECHTES GEDÄCHTNIS
- BEDRÜCKTHEIT
- BLASSE HAUT

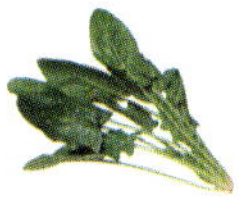
SPINAT
90 µg/100 g

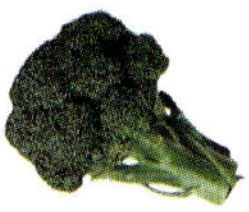
BROKKOLI
64 µg/100 g

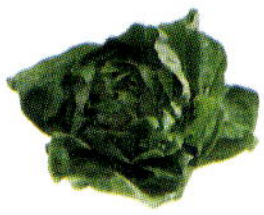
KOPFSALAT
55 µg/100 g

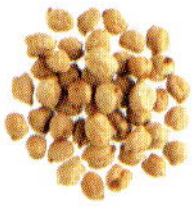
KICHERERBSEN
54 µg/100 g

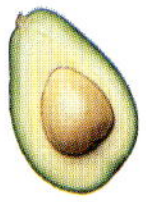
AVOCADO
11 µg/100 g

# VITAMIN C

Fördert die Wundheilung ◆ Steigert die Eisenresorption

Verzögert die Alterung ◆ Schützt vor grauem Star

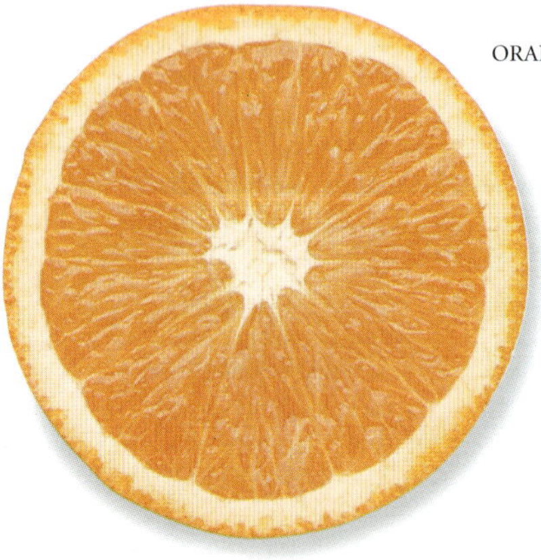

ORANGENSCHEIBE

## CHEMISCHER NAME

- ASCORBINSÄURE

## DARREICHUNGSFORMEN

- FESTE TABLETTEN
- TABLETTEN MIT RETARDWIRKUNG
- KAUTABLETTEN
- BRAUSETABLETTEN
- SIRUP/PULVER
- PASTILLEN

## EMPFOHLENE TAGESDOSIS FÜR ERWACHSENE

- 60 mg

## WIRKUNGSWEISE

Vitamin C ist zur Bildung und Erhaltung von Kollagen unerlässlich, das die Zellen der Haut, des Zahnfleischs und der Sehnen zusammenhält. Es unterstützt die weißen Blutkörperchen bei der Infektabwehr und die Wundheilungsprozesse. Es kann die freien Radikale neutralisieren (Auslöser von Alterungsprozessen und kanzerogenen Veränderungen). Vitamin C zirkuliert im Blut; Überschüsse werden ausgeschieden.

### RESORPTIONSHILFEN

Bioflavonoide *(siehe auch Seite 89)* in Früchten und Gemüsen fördern die Vitamin-C-Aufnahme, was in Verbindung mit Calcium und Magnesium besonders ideal ist.

### RESORPTIONSHEMMER

Verbraucht wird Vitamin C durch Rauchen, die »Pille« und die Medikamente Tetrazyklin (gegen Infektionen und Akne), Aspirin und Corticosteroide (zur Behandlung rheumatoider Arthritis).

## HAUPTQUELLEN FÜR VITAMIN C – in mg/100 g Nahrungsmittel

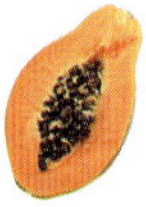

PAPAYA
60 mg/100 g

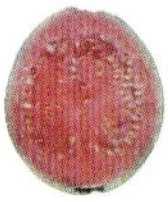

GUAVE
230 mg/100 g

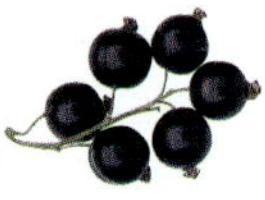

SCHWARZE JOHANNISBEEREN
200 mg/100 g

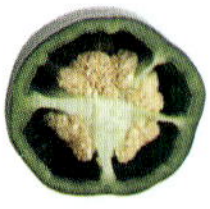

GRÜNE PAPRIKASCHOTE
120 mg/100 g

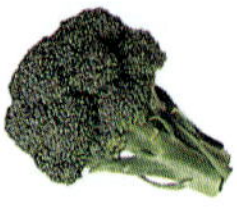

BROKKOLI
87 mg/100 g

## EINNAHME DER PRÄPARATE

Die empfohlene Tagesdosis (60 mg Vitamin C) entspricht einem Glas Orangensaft. Die sichere Obergrenze liegt bei Kurzzeitanwendung bei 3 000 mg (3 g), bei Langzeitanwendung bei 2 000 mg (2 g). Verfechter der Optimalwerte empfehlen täglich 400–1 000 mg, für therapeutische Zwecke täglich 1 000 bis 10 000 mg (10 g).

### KOMBINATION VON PRÄPARATEN

Ginseng-Präparate sollten Sie im Abstand von mindestens drei Stunden vor oder nach der Einnahme von Vitamin C oder sehr Vitamin-C-haltiger Speisen einnehmen.

### VORSICHTSMASSNAHMEN

Tägliche Dosen von einem oder mehreren Gramm Vitamin C können leichte Durchfälle verursachen. Bei Neigung zu Nierensteinen sollten Sie hohe Dosen meiden. Zudem können Überdosen die Befunde von Blut- und Urinproben verfälschen und Blut im Stuhl verdecken. Informieren Sie also zuerst Ihre Ärztin. Bei Diabetes sollten Sie beachten, dass Vitamin C im Urin ungenaue Zuckerwerte hervorruft.

## THERAPEUTISCHE ANWENDUNG

**● GRAUER STAR**
Die Einnahme von Vitamin-C-Präparaten senkt das Erkrankungsrisiko. Eine deutliche Verbesserung des Sehvermögens stellte sich bei Menschen ein, die zwei Wochen lang täglich ein Präparat mit 350 mg Vitamin C einnahmen.

**● HERPES**
Menschen mit ständig wiederkehrendem Herpes blieben bei einer Einnahme von 1 000–2 000 mg (1–2 g) über vier Jahre von Ausbrüchen verschont. Werden bei den ersten Herpes-Anzeichen ähnliche Mengen eingenommen, lässt sich der Ausbruch abschwächen.

**● WUNDHEILUNG**
Wer nach einer Operation täglich 200–250 mg Vitamin C einnimmt, hat bessere Heilungschancen. Mit täglich 250–500 mg konnten Druckgeschwüre sowie Zahnfleischblutungen gelindert werden.

**● INFEKTIONEN**
Vitamin C stärkt das Immunsystem und verbessert die Bekämpfung von Infektionen. Es verkürzt die Erkältungsdauer.

### THERAPEUTISCHER NUTZEN

Bei Rauchern ist der Vitamin-C-Bedarf erhöht – Schätzungen zufolge liegt er bei täglich 40 mg plus zusätzlich 25 mg pro Zigarette. Vitamin-C-Präparate bewähren sich auch bei Infektionen, Luftverschmutzung, Stress, einem Alter über 55 Jahre, Rekonvaleszenz, Sport und regelmäßiger Einnahme von Aspirin. Verfechter der Optimalwerte gehen davon aus, dass die regelmäßige Einnahme von Vitamin C auch vor Krankheiten wie Krebs, Herzleiden und Infektionen schützt. Anzeichen für einen erhöhten Bedarf können sein:

- HÄUFIGE ERKÄLTUNGEN UND INFEKTIONEN
- ENERGIEMANGEL
- EMPFINDLICHES UND BLUTENDES ZAHNFLEISCH
- LEICHTE BLUTERGÜSSE
- NASENBLUTEN
- LANGSAME WUNDHEILUNG
- ROTE HAUTPUSTELN

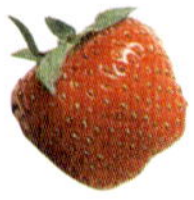

ERDBEEREN
77 mg/100 g

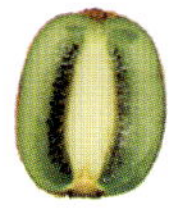

KIWI
59 mg/100 g

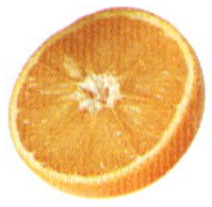

ORANGEN
54 mg/100 g

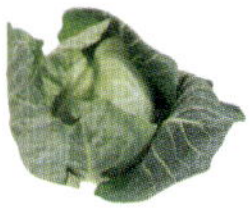

KOHL
49 mg/100 g

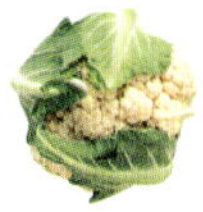

BLUMENKOHL
49 mg/100 g

# VITAMIN D

Hilft bei Psoriasis und Altersosteoporose ◆ Schützt vor Rachitis ◆ Schutz vor Knochenschwund bei Parodontitis

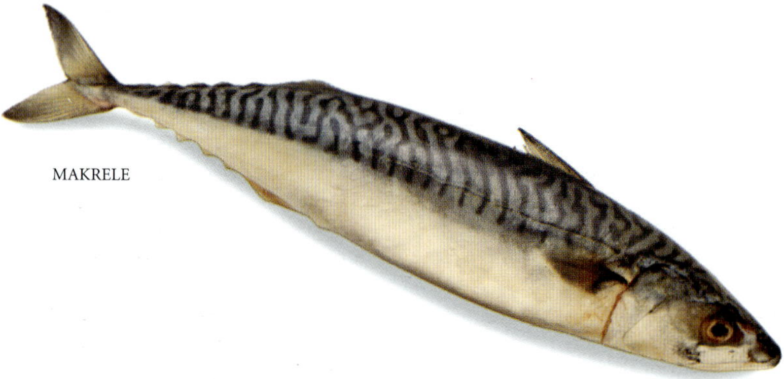

MAKRELE

## CHEMISCHE NAMEN

- CHOLECALCIFEROL
- CALCIFEROL
- ERGOSTEROL

## DARREICHUNGSFORMEN

- LEBERTRAN
- KAPSELN
- TABLETTEN
- FLÜSSIGKEIT

## EMPFOHLENE TAGESDOSIS FÜR ERWACHSENE

5 µg

## WIRKUNGSWEISE

Vitamin D wirkt wie ein Hormon: Es wird an einer Stelle im Körper gebildet, übt seine Funktion jedoch an einer anderen aus. Der größte Teil des benötigten Vitamins wird durch Sonneneinwirkung unter der Haut gebildet. Die ultravioletten Strahlen wandeln die inaktive Vorstufe (Provitamin) in die aktive Form (Vitamin) um. Vitamin D unterstützt die Aufnahme von Calcium aus Nahrungsmitteln und erhöht auch die Rate der Mineralstoffeinlagerungen. Ein starker Knochenbau ist ohne Vitamin D unmöglich.

### RESORPTIONSHILFEN

Die Hauptquellen für Vitamin D *(siehe unten)* enthalten meist Fette oder Öle, die die Resorption verbessern.

### RESORPTIONSHEMMER

Colestyramin (zur Behandlung hoher Cholesterinwerte) und Paraffinöl (Abführmittel) hemmen die Resorption von Vitamin D.

## HAUPTQUELLEN FÜR VITAMIN D – in mg/100 g Nahrungsmittel

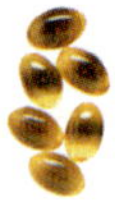

LEBERTRAN
210 µg/100 g

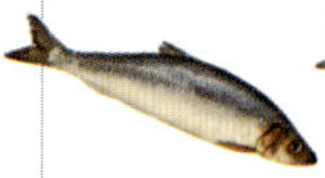

HERING
19 µg/100 g

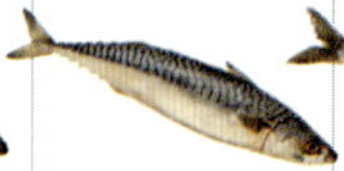

MAKRELE
18 µg/100 g

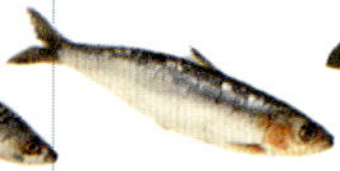

SARDINE
11 µg/100 g

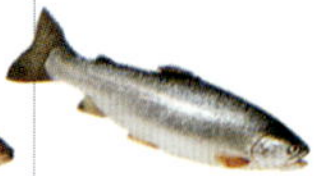

REGENBOGENFORELLE
10,6 µg/100 g

## EINNAHME DER PRÄPARATE

Die empfohlene Tagesdosis (5 µg Vitamin D) entspricht zwei großen Dosen Sardinen in Tomatensauce. Menschen über 65 Jahre sollten Empfehlungen zufolge täglich ein Präparat mit 10 µg einnehmen, um einen Vitamin-D-Mangel auszugleichen. Die sichere Obergrenze liegt für Langzeitanwendungen bei 10 µg, für Kurzzeitanwendungen bei 50 µg pro Tag. Verfechter der Optimalwerte empfehlen täglich 10–20 µg für Erwachsene, für therapeutische Zwecke täglich 10–25 µg .

### VORSICHTSMASSNAHMEN

Kleinkinder dürfen Vitamin D nur unter ärztlicher Kontrolle einnehmen, da eine Überdosierung leicht möglich ist. Die gleichzeitige Einnahme von Lebertran (reich an Vitamin D) und eines Vitamin-D-Präparates führt z.B. zu einer Überdosierung.

## THERAPEUTISCHE ANWENDUNG

**● STILLEN**
Wenn die Muttermilch zu wenig Vitamin D enthält, erhöht sich die Gefahr, dass das Kind weiche, rachitische Knochen entwickelt, die sich verformen. Ursache ist meist eine mangelhafte Ernährung der Mutter, die sich zudem kaum der Sonne aussetzt. Das Risiko lässt sich leicht vermeiden, wenn stillende Frauen täglich 10 µg einnehmen.

**● OSTEOPOROSE**
Ältere und osteoporosegefährdete Menschen können durch die tägliche Einnahme eines Vitamin-D-Präparats die Calciumaufnahme günstig beeinflussen und somit ihre Knochenstabilität erhöhen. Das Bruchrisiko, eine Begleiterscheinung bei Osteoporose, sinkt.

**● PARODONTITIS**
Menschen mit schwachem Zahnfleischgewebe profitieren von täglichen Vitamin-D-Gaben. Ein weiterer Rückgang des Kieferknochens lässt sich durch Vitamin-D-Präparate aufhalten.

**● PSORIASIS**
Psoriatikerinnen und Psoriatiker haben niedrige Vitamin-D-Werte. Wird die tägliche Aufnahme von Vitamin D erhöht, kann sich das Hautleiden bessern.

## THERAPEUTISCHER NUTZEN

Die tägliche Vitamin-D-Einnahme ist bei Menschen, die während der Sommermonate wenig in die Sonne gehen, vegetarisch leben oder über 55 Jahre alt sind, empfehlenswert; aber auch bei schwangeren und stillenden Frauen, Kleinkindern und allen, die eine Osteoporose befürchten. Zu den Anzeichen eines Mangels (durch schlechte Ernährung oder fehlendes Sonnenlicht) gehören:

- GERINGES WACHSTUM
- KNOCHEN-DEFORMATIONEN
- RACHITIS
- OSTEOMALAZIE (KNOCHEN-ERWEICHUNG)
- KNOCHEN-SCHMERZEN
- MUSKELSCHWÄCHE
- VERSTOPFUNG

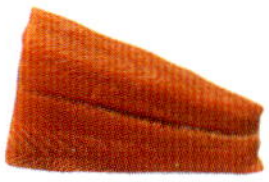

LACHS
8,0 µg/100 g

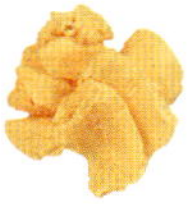

MARGARINE
7,9 µg/100 g

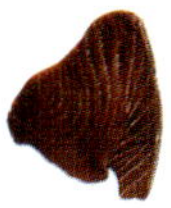

FRISCHER TUNFISCH
7,2 µg/100 g

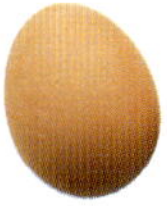

EIER
1,75 µg/100 g

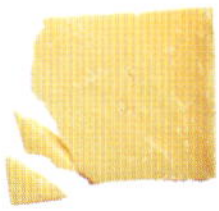

CHEDDAR-KÄSE
0,26 µg/100 g

# VITAMIN E

Kann das Herzerkrankungsrisiko mindern

Kann das Krebsrisiko verringern

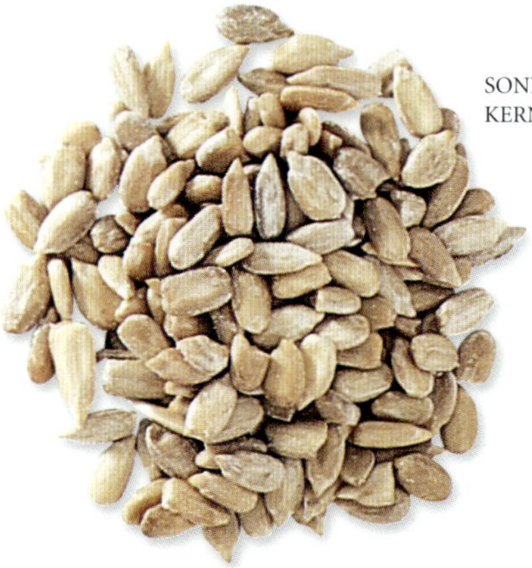

SONNENBLUMEN-KERNE

## CHEMISCHE NAMEN

- ALPHA-, BETA-, GAMMA-, DELTA-TOCOPHEROL

## DARREICHUNGS-FORMEN

- KAPSELN
- TABLETTEN
- FLÜSSIGKEIT
- ÖL
- WEICHKAPSELN

## EMPFOHLENE TAGESDOSIS FÜR ERWACHSENE

- 10 mg

## WIRKUNGSWEISE

Vitamin E ist ein antioxidativ wirkendes Vitamin, das schädliche freie Radikale neutralisiert. Es schützt die Zellwände und hält Haut, Nerven, Muskeln, rote Blutkörperchen, Herz und Kreislauf in gutem Zustand. Vitamin E verbessert die Funktionsweise von Vitamin A im Körper und scheint – anders als die übrigen fettlöslichen Vitamine – nur für kurze Zeit im Organismus gespeichert zu werden. Es muss dem Körper also regelmäßig zugeführt werden.

### RESORPTIONSHILFEN

Vitamin C und Selen verbessern die Wirkung von Vitamin E.

### RESORPTIONSHEMMER

Colestyramin (Medikament gegen hohe Cholesterinwerte) hemmt die Aufnahme von Vitamin E. Die Vitamin-E-Bestände im Körper werden durch eine übermäßig hohe Zufuhr an Eisen, Kupfer und Mangan angegriffen, aber auch durch gehärtete Fette

## HAUPTQUELLEN FÜR VITAMIN E – mg/100 g Nahrungsmittel

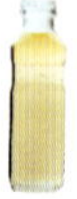

WEIZENKEIMÖL
137 mg/100 g

SONNEN-BLUMENÖL
49 mg/100 g

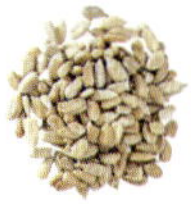

SONNEN-BLUMENKERNE
37 mg/100 g

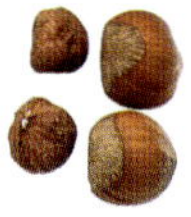

HASELNÜSSE
25 mg/100 g

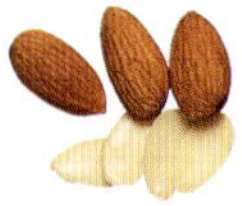

MANDELN
24 mg/100 g

(Trans-Fette) in Margarine und Fertigprodukten sowie durch die »Pille«.

## EINNAHME DER PRÄPARATE

Die empfohlene Tagesdosis (10 mg Vitamin E) entspricht 27 g Sonnenblumenkernen. Die wirksamste Darreichungsform von Vitamin E ist D-Alpha-Tocopherol. DL-Alpha-Tocopherol ist nicht ganz so effektiv. Die sichere Obergrenze liegt für Kurz- und Langzeitanwendungen bei täglich 800 mg. Verfechter der Optimalwerte empfehlen vorbeugend täglich 100 bis 1 000 mg für Erwachsene, dieselbe Menge täglich für Therapiezwecke.

### KOMBINATION VON PRÄPARATEN

25 µg Selen pro 200 mg Vitamin E verstärken dessen Wirkung. Damit Vitamin E nicht zerstört wird, sollten Sie eisenhaltige Präparate mindestens acht Stunden vor oder nach der Zufuhr des Vitamins einnehmen.

### VORSICHTSMASSNAHMEN

Hohe Dosen Vitamin E können bei Vitamin-K-Mangel Blutgerinnungsvorgänge negativ beeinflussen. Bei Bluthochdruck, rheumatischen oder ischämischen Herzkrankheiten sollten Sie hohe Vitamin-E-Dosen nur unter ärztlicher Kontrolle einnehmen.

## THERAPEUTISCHE ANWENDUNG

**● HERZKRANKHEITEN**
Präparate mit 80–100 mg Vitamin E können die Plaquesbildung an den Arterienwänden verringern. Damit sinkt das Erkrankungsrisiko für Herzleiden, Schlaganfall und Angina pectoris.

**● KREBS**
Hohe Vitamin-E-Dosen können vor einigen Krebsarten schützen, besonders vor Lungen- und Gebärmutterhalskrebs.

**● GRAUER STAR**
Wer Vitamin-E-Präparate einnimmt, mindert sein Risiko, an grauem Star zu erkranken.

**● INFEKTIONEN**
Vitamin-E-Präparate können die Abwehrkraft des Immunsystems wesentlich verbessern.

**● OSTEOARTHRITIS**
Vitamin E hemmt Entzündungen und kann bei Osteoarthritis Schmerz lindernd wirken.

**● UNFRUCHTBARKEIT DES MANNES**
Dosen von täglich 600 mg Vitamin E erhöhen nachweislich die Spermienzahl und beeinflussen die Fruchtbarkeit günstig.

## THERAPEUTISCHER NUTZEN

Vitamin-E-Präparate empfehlen sich, wenn der Anteil an mehrfach ungesättigten Fettsäuren in der Ernährung hoch ist oder Fettstoffwechselstörungen vorliegen. Ein Mehrbedarf an Vitamin E besteht bei einer familiären Neigung zu Herzleiden, bei Gefahren durch Luftverschmutzung und wenn Alterungsprozesse günstig beeinflusst werden sollen. Diese Symptome signalisieren einen höheren Bedarf:

- ERSCHÖPFUNG NACH LEICHTEN KÖRPERÜBUNGEN
- BLUTERGÜSSE
- LANGSAME WUNDHEILUNG
- KRAMPFADERN
- NACHLASSENDE MUSKELSPANNUNG
- MANGELNDES SEXUALINTERESSE
- UNFRUCHTBARKEIT

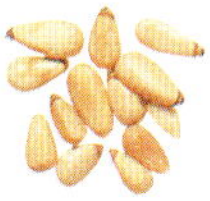

PINIENKERNE
14 mg/100 g

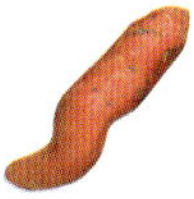

SÜSS-KARTOFFELN
4 mg/100 g

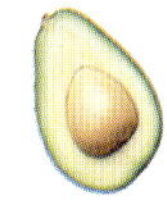

AVOCADO
3 mg/100 g

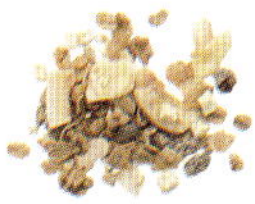

MÜSLI
3 mg/100 g

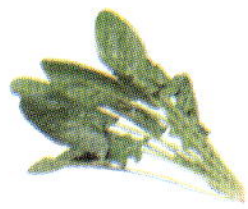

SPINAT
2 mg/100 g

# VITAMIN H/BIOTIN

Kann bei Diabetes mellitus helfen ◆ Bessert Ekzeme und Dermatitis ◆ Hilft bei Gewichtsverlust

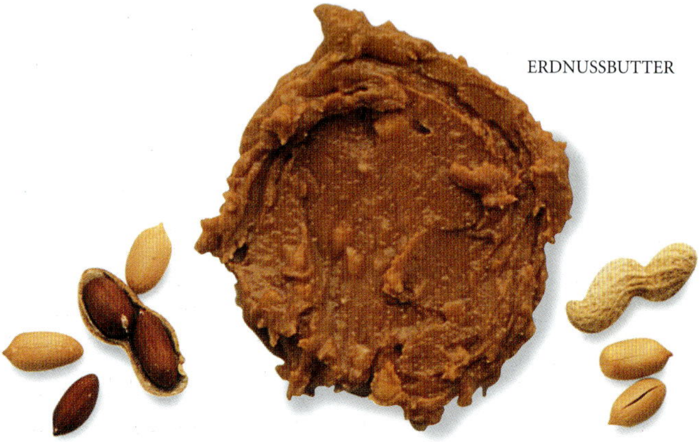

ERDNUSSBUTTER

### CHEMISCHE NAMEN

- BIOTIN
- D-BIOTIN

### DARREICHUNGSFORMEN

- KAPSELN
- TABLETTEN

### EMPFOHLENE TAGESDOSIS FÜR ERWACHSENE

- 150 µg

## WIRKUNGSWEISE

Das Vitamin Biotin wandelt zusammen mit anderen B-Vitaminen Eiweiße, Kohlenhydrate und Fette aus der Nahrung in Energie für die Körperzellen um. Das Vitamin spielt zudem eine sehr wichtige Rolle beim Aufbau von Fettsäuren, die für gesunde Haut, Nerven, Haare und für viele andere Körperfunktionen sorgen. Biotin stoppt möglicherweise auch das Ergrauen der Haare.

### RESORPTIONSHILFEN

Andere B-Vitamine sowie Magnesium und Mangan unterstützen die Resorption von Biotin. Biotin sollte am besten zu den Mahlzeiten eingenommen werden.

### RESORPTIONSHEMMER

Avidin, ein wasserlöslicher Eiweißkörper des Eiklars, verbindet sich mit Biotin und inaktiviert es. Beim Kochvorgang kann sich dieser Komplex allerdings wieder auflösen. Da Alkohol den Biotinspiegel im

## HAUPTQUELLEN FÜR VITAMIN H – in µg/100 g Nahrungsmittel

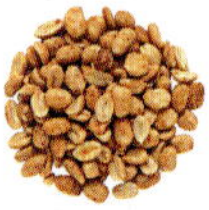

TROCKEN GERÖSTETE ERDNÜSSE
130 µg/100 g

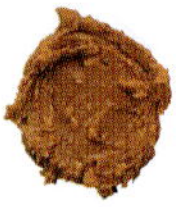

ERDNUSS-BUTTER
102 µg/100 g

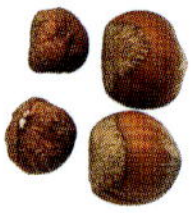

HASELNÜSSE
76 µg/100 g

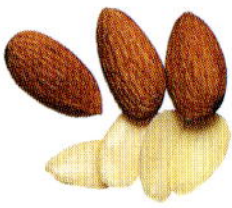

MANDELN
64 µg/100 g

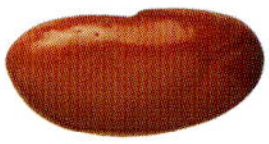

SCHWEINE-NIERE
53 µg/100 g

Blut nachweislich senkt, wird die Resorption durch regelmäßigen Alkoholkonsum gestört.

## EINNAHME DER PRÄPARATE

Die empfohlene Tagesdosis (150 µg Biotin) wird bereits durch eine Mischkost erreicht. Der Biotinbedarf des Körpers ist sehr gering, weshalb Präparate nur in Ausnahmesituationen benötigt werden. Als sichere Obergrenze gelten, kurz- oder langfristig eingenommen, 2 500 µg (2,5 mg). Verfechter der Optimalwerte empfehlen täglich 50 bis 200 µg Biotin für allgemeine und auch therapeutische Zwecke.

### VORSICHTSMASSNAHMEN

Hohe Biotinmengen sind nicht schädlich.

## THERAPEUTISCHE ANWENDUNG

**● DIABETES MELLITUS**
Es gibt einen Nachweis dafür, dass Biotin in Verbindung mit Insulin Blutzuckerwerte senkt und Biotin-Präparate die diabetische periphere Neuropathie (Schädigung der Nerven in Händen und Füßen mit Taubheitsgefühl und Empfindungsverlust) günstig beeinflussen .

**● GEWICHTSVERLUST**
Biotin spielt eine Rolle im Fettstoffwechsel und daher möglicherweise auch bei Gewichtsabnahmen.

**● EKZEME UND DERMATITIS**
Es gibt Hinweise, dass Biotin-Präparate Ekzeme und Dermatitis lindern und die Dermatitis bei Kleinkindern wesentlich verbessern können.

**● ERGRAUEN**
Einige Studien zeigen, dass eine regelmäßige Biotineinnahme das Ergrauen der Haare stoppt. Weitere Forschungen hierzu sind aber noch nötig.

**● DARMPROBLEME**
Biotin-Präparate bewähren sich bei Resorptionsschwierigkeiten im Darm wie auch bei Nierenproblemen (Biotinausscheidung mit dem Urin).

**● SONDENERNÄHRUNG**
Wenn Kranke lange Zeit parenteral ernährt werden (mittels Venenanschluss unter Umgehung des Verdauungstrakts), kann ein Biotin-Mangel auftreten. Die Infusionslösung muss dann zusätzlich Biotin enthalten.

## THERAPEUTISCHER NUTZEN

Biotin-Präparate eignen sich für Menschen, die Antibiotika und Sulfonamide einnehmen. Tägliche Biotin-Gaben können bei Diabetikern die Fett- und Kohlenhydrataufspaltung begünstigen; sie bewähren sich aber auch bei Menschen über 55 Jahre. Allerdings kommt Biotin ausreichend in Nahrungsmitteln vor und wird zudem im Darm hergestellt. Auf einen ernährungbedingten Biotinmangel deuten folgende Anzeichen:

- TROCKENE, SCHUPPIGE HAUT UM NASE UND MUND
- STELLENWEISER HAARAUSFALL UND HEILBARE KAHLHEIT
- BRÜCHIGES HAAR
- MUSKELSCHWÄCHE UND -SCHWUND
- ÜBELKEIT
- HALLUZINATIONEN
- MÜDIGKEIT
- DEPRESSION

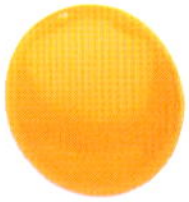

EIGELB
50 µg/100 g

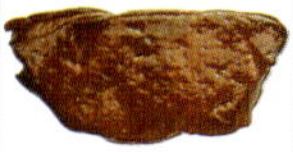

RINDERLEBER
50 µg/100 g

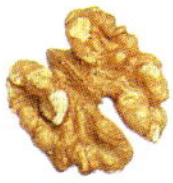

WALNÜSSE
19 µg/100 g

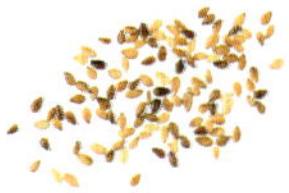

SESAMSAMEN
11 µg/100 g

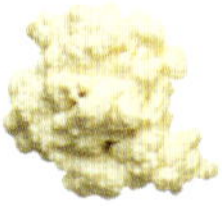

HÜTTENKÄSE
3 µg/100 g

# VITAMIN K

Kann bei Osteoporose die Knochendichte erhöhen ◆ Kann Schwangerschaftserbrechen und Übelkeit verringern

KOHL

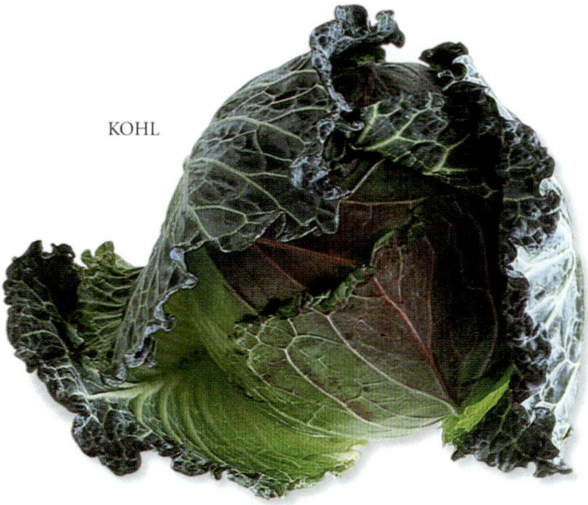

## CHEMISCHER NAME

- MENADIOL

## DARREICHUNGSFORMEN

- TABLETTEN
- FLÜSSIGKEIT

## EMPFOHLENE TAGESDOSIS FÜR ERWACHSENE

- KEINE ANGABEN

## WIRKUNGSWEISE

Vitamin K ist für die Blutgerinnung notwendig. Es wird von Darmbakterien aufgebaut, von der Darmwand resorbiert und an das Blut abgegeben. Das Vitamin wird auch zum Aufbau von Eiweiß benötigt, das für die Zahn- und Knochengesundheit zuständig ist.

### RESORPTIONSHILFEN

Probiotische Nahrungsmittel (z. B. bioaktiver Joghurt mit Bakterienkultu ren) begünstigen das Wachstum darmfreundlicher Bakterien und verbessern die Vitamin-K-Produktion im Darm.

### RESORPTIONSHEMMER

Medikamente wie Colestyramin (Senkung erhöhter Cholesterinwerte) und Aspirin (Schmerzmittel) können die Resorption von Vitamin K im Darm behindern. Antibiotika vernichten übrigens alle Bakterien – ob sie nun darmfreundlich oder schädlich sind. Zudem synthetisieren sie Vita min K, zerstören es also.

## HAUPTQUELLEN FÜR VITAMIN K (keine Angaben)

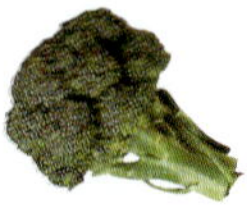

BROKKOLI

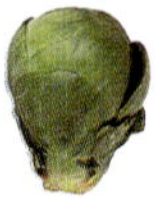

ROSENKOHL

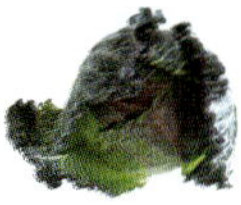

KOHL

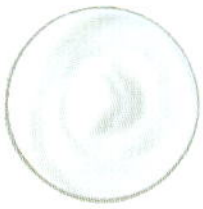

JOGHURT

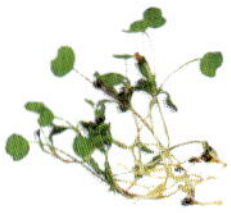

ALFALFA

## EINNAHME DER PRÄPARATE

Für Präparate gibt es keine empfohlene Tagesdosis, da der Dickdarm genügend Vitamin K herstellt. Außerdem liefern Nahrungsmittel täglich etwa 60 bis 80 µg (entspricht z. B. einer Portion Rosenkohl).

### VORSICHTSMASSNAHMEN

Vermeiden Sie Überdosen, da sich Vitamin K im Körper ansammeln und die roten Blutkörperchen aufspalten kann. Blutverdünnende Mittel wie Dicumarol hemmen die Resorption des natürlichen Vitamin K; synthetische Arzneiformen stehen der natürlichen Funktionsweise entgegen und sollten gemieden werden. Große Dosen Vitamin K schädigen die Leber und können bei Kleinkindern und Kindern zu Gelbsucht führen.

## THERAPEUTISCHE ANWENDUNG

**● OSTEOPOROSE**
Manche Frauen mit Osteoporose haben niedrige Vitamin-K-Spiegel, die für das erhöhte Knochenbruchrisiko verantwortlich sind. Vitamin K wird benötigt, um Calcium in die Knochenstruktur einzulagern. Möglicherweise verbessern Präparate bei niedrigen Vitamin-K-Werten die Knochenstärke.

**● BLUTVERLUSTE**
Frauen, die während der Menstruation viel Blut verlieren, profitieren von Vitamin-K-Präparaten; sie schwächen Blutungen ab.

**● WECHSELJAHRE**
Nachweislich scheiden gesunde Frauen, die nach den Wechseljahren (Postmenopause) Vitamin K erhalten, weniger Calcium aus. Auch die Calcium bindenden Eigenschaften des Hormons, das Calcium in die Knochen einlagert, werden verbessert.

**● SCHWANGERSCHAFT**
Bei schwangeren, an Schwindel und Erbrechen leidenden Frauen wurden niedrige Vitamin-K-Spiegel festgestellt. Besserung innerhalb von 72 Stunden bringen Gaben von täglich 5 mg Vitamin K plus 25 mg Vitamin C.

**● SÄUGLINGE**
Präparate können bei Säuglingen mit niedrigen Vitamin-K-Werten zu einem guten Blutgerinnungsstatus führen und das Risiko innerer und äußerer Blutungen verringern.

### THERAPEUTISCHER NUTZEN

Das zur Regulierung der Blutgerinnung verordnete Medikament Warfarin stoppt die Vitamin-K-Produktion der Dickdarmbakterien und macht bei Langzeitanwendung eine erhöhte Vitamin-K-Zufuhr notwendig. Allen Neugeborenen wird zur Verbesserung der Blutgerinnung Vitamin K als Präparat oder in Form einer Injektion verabreicht. Vitamin-K-Präparate sind ebenfalls hilfreich bei Resorptionsstörungen (z. B. Zöliakie), Dickdarmentzündung und Morbus Crohn sowie bei sehr starken Menstruationsblutungen oder nach Operationen. Ein Mehrbedarf ist nötig bei folgenden Symptomen:

- SEHR STARKE DURCHFÄLLE
- LEICHTE BLUTUNGEN
- SCHWER ZU STOPPENDE BLUTUNGEN

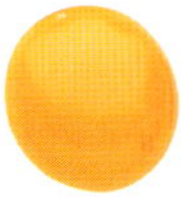

EIGELB

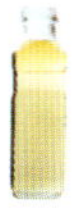

FÄRBER-DISTELÖL

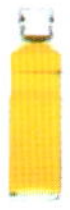

SOJA-BOHNENÖL

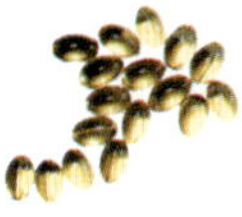

LEBERTRAN

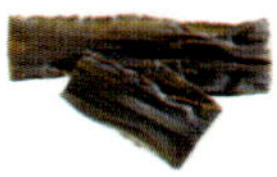

ALGEN

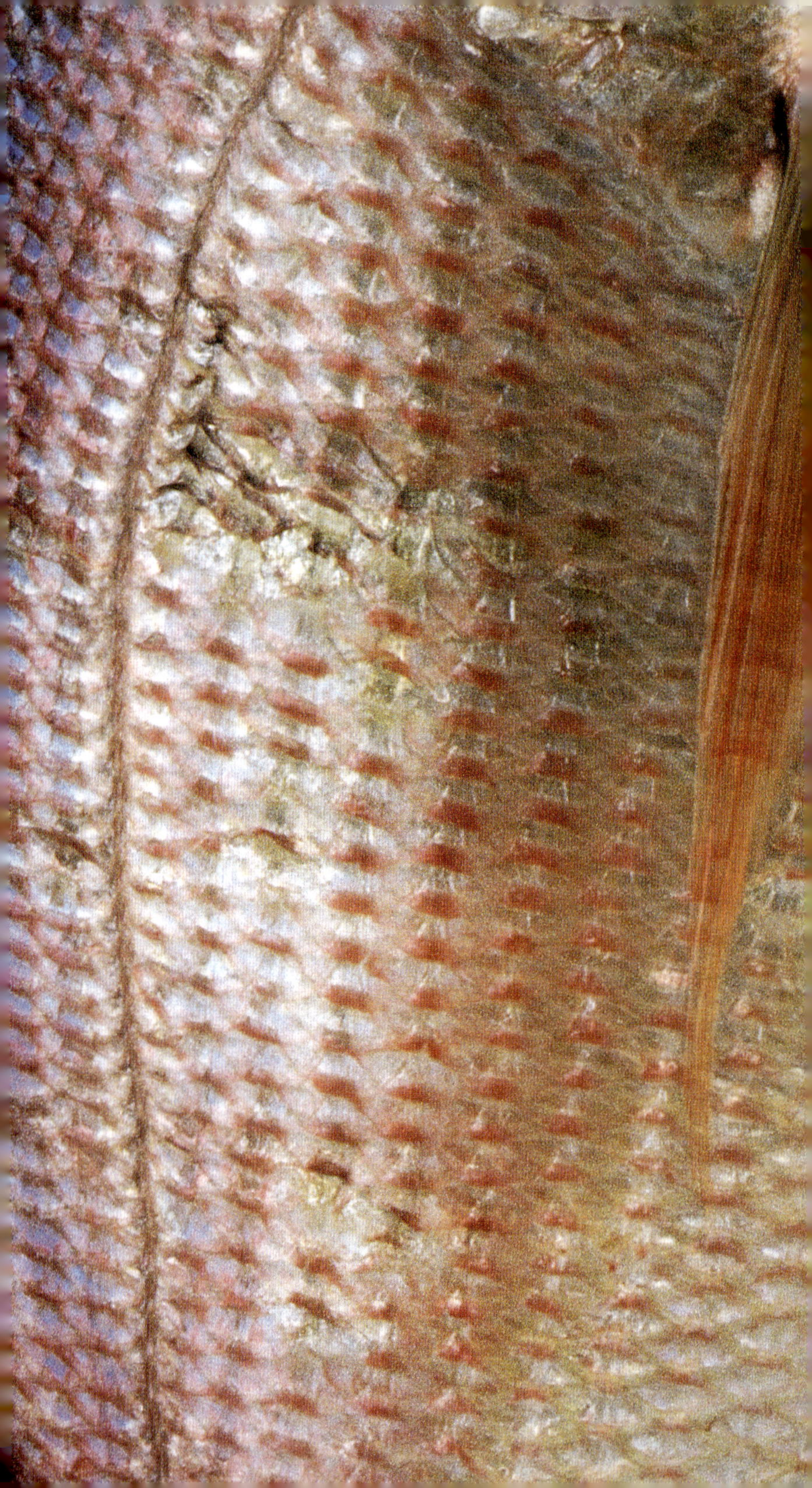

# Leitfaden für Mineralstoffe

Mineralien sind anorganische Verbindungen in Gesteinen und Erzen. Durch Pflanzen und Tiere finden sie ihren Weg in die Nahrungskette und üben als Mineralstoffe lebenswichtige Funktionen im Körper aus. Das folgende Kapitel gibt Ihnen einen Überblick.

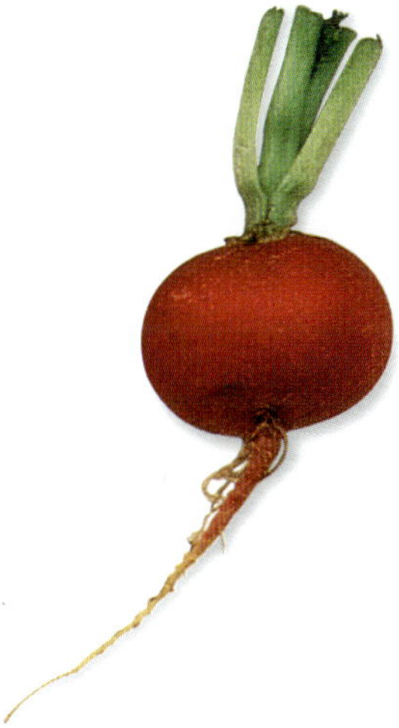

# CALCIUM

Erhöht bei Jugendlichen die Knochendichte ◆ Senkt die Osteoporosegefahr ◆ Lindert Beinkrämpfe und PMS

TEILENTRAHMTE KUHMILCH

### CHEMISCHE NAMEN

- CALCIUMCARBONAT
- CALCIUMMALAT
- CALCIUMGLUCONAT
- CALCIUMPHOSPHAT
- CALCIUMCITRAT
- CALCIUMCITRATMALAT

### DARREICHUNGSFORMEN

- TABLETTEN/KAPSELN
- WEICHKAPSELN
- PULVER

### EMPFOHLENE TAGESDOSIS

- 800 mg

## WIRKUNGSWEISE

Das körpereigene Calcium befindet sich zu 99 Prozent in den Knochen und Zähnen, wo es für Stabilität sorgt. Der Rest lagert in Körpergeweben und Körperflüssigkeiten und ist dort an den Muskelkontraktionen und der Blutgerinnung beteiligt.

### RESORPTIONSHILFEN

Unerlässlich für die optimale Calciumresorption ist Vitamin D. Studien belegen, dass die lebenswichtigen Fettsäuren in Nachtkerzenöl und Fischöl die Aufnahme des Calciums aus den Nahrungsmitteln erleichtern.

### RESORPTIONSHEMMER

Phytate (bioaktive Pflanzenstoffe wie sie in Spinat, getrockneten Hülsenfrüchten, etlichen Nüssen und Vollkorngetreiden vorkommen) verbinden sich im Verdauungstrakt mit Calcium zu einem nicht resorbierbaren Komplex. Ähnlich reagieren Oxalate in Rhabarber. Zu große Mengen an Magnesium und auch

## HAUPTQUELLEN FÜR CALCIUM – in mg/100 g Nahrungsmittel

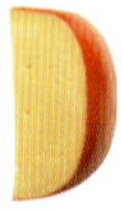

EDAMER KÄSE
770 mg/100 g

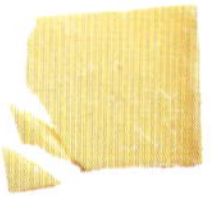

CHEDDARKÄSE
720 mg/100 g

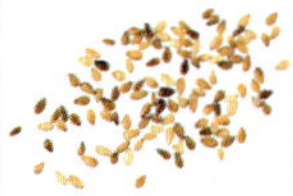

SESAMSAMEN
670 mg/100 g

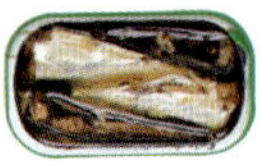

ÖLSARDINEN
550 mg/100 g

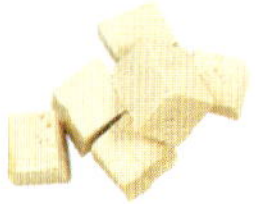

GEDÄMPFTER TOFU
510 mg/100 g

Phophor aus Colagetränken stören das Calciumgleichgewicht.

## EINNAHME DER PRÄPARATE

Die empfohlene Tagesdosis (800 mg Calcium) entspricht einer kleinen Dose Sardinen mit weichen Gräten und einem halben Liter teilentrahmter Milch. Am besten werden Calcium-Aminosäure-Chelat oder Calciumcitrat resorbiert, das im Vergleich zu Calciumcarbonat über die doppelte Resorptionsrate verfügt. Abends eingenommen oder mit Fisch- und Nachtkerzenöl kombiniert, machen die Präparate eine Calciumeinlagerung in die Knochen wahrscheinlicher; die Öle verringern den Calciumverlust über den Urin. Osteoporose-Gesellschaften und Verfechter der Optimalwerte empfehlen 1 500 mg für Erwachsene. Die sichere Obergrenze für Langzeitanwendungen liegt bei 1 500 mg, für Kurzzeitanwendungen bei 1 900 mg.

### KOMBINATION VON PRÄPARATEN

Calcium-Präparate, die mit Vitamin D angereichert sind, ermöglichen eine optimale Resorption.

### VORSICHTSMASSNAHMEN

Bei einer langfristigen Einnahme von 1 500 mg täglich kommt es nicht zu einer Anhäufung von Calcium im Blut oder Gewebe. Überdosierungen führen dagegen zu Ablagerungen von Calcium in den Nieren und an den Arterienwänden. Die Folge sind Nierensteine und verengte Arterien.

## THERAPEUTISCHE ANWENDUNG

**● OSTEOPOROSE**
Die Knochendichte von Jugendlichen kann durch tägliche Calciumgaben von 800 mg erhöht werden. Diese Mengen stärken in der Wachstumsphase die Knochen, die dann für den Rest des Lebens stabil bleiben. Damit wird das Osteoporose- und Knochenbruchrisiko in späteren Jahren gesenkt.

**● KNOCHENDICHTE**
Die tägliche Einnahme eines Präparates mit 400 mg Calcium verringert die Abnahme der Knochendichte bei Frauen nach den Wechseljahren.

**● PRÄMENSTRUELLES SYNDROM (PMS)**
Es hat sich gezeigt, dass mit Magnesium eingenommene Calcium-Präparate das prämenstruelle Syndrom abschwächen. Bei Wasseransammlungen helfen 1 000 mg Calcium täglich.

**● BEINKRÄMPFE**
Wird abends ein Präparat mit 600 mg Calcium eingenommen, bessern sich die Beinkrämpfe. In der Schwangerschaft helfen bis zu 1 000 mg täglich.

### THERAPEUTISCHER NUTZEN

Kinder und Jugendliche, die wenig Milchprodukte essen, nehmen nicht genug Calcium zu sich. Aber nicht nur sie gehören zu der Gruppe, denen Präparate empfohlen werden, sondern auch Menschen, die sich ohne Milchprodukte ernähren oder eine Diät zum Abnehmen einhalten, die als Veganer leben oder Frauen, die einer Osteoporose vorbeugen wollen. Zu den Anzeichen eines höheren Calciumbedarfs gehören:

- MUSKELSCHMERZEN
- MUSKELZUCKUNGEN
- MUSKELKRÄMPFE
- GERINGE KNOCHENDICHTE

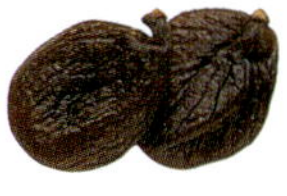

GETROCKNETE FEIGEN
250 mg/100 g

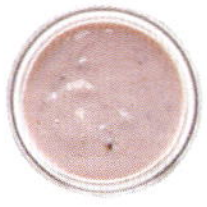

FRUCHTJOGHURT
150 mg/100 g

VOLLMILCH
115 mg/100 g

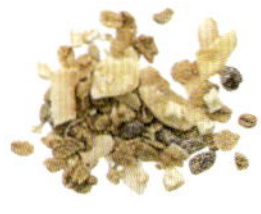

MÜSLI
110 mg/100 g

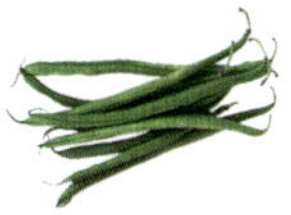

GRÜNE BOHNEN
33 mg/100 g

# CHROM

Optimiert Blutzuckerwerte ◆ Kann den Cholesterinspiegel beeinflussen ◆ In Präparaten zur Gewichtskontrolle

CHEDDAR-KÄSE

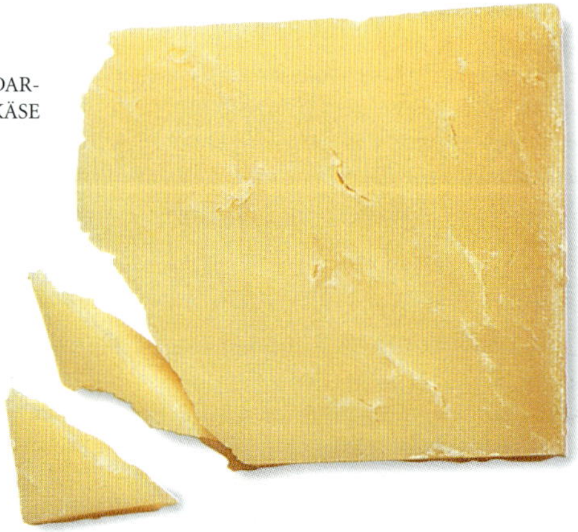

## CHEMISCHE NAMEN

- CHROMPICOLINAT
- CHROM-POLYNICOTINAT

## DARREICHUNGSFORMEN

- KAPSELN
- TABLETTEN
- PFLANZLICHE KAPSELN
- BIERHEFE
- FLÜSSIGKEIT

## EMPFOHLENE TAGESDOSIS FÜR ERWACHSENE

- KEINE ANGABEN

## WIRKUNGSWEISE

Chrom scheint die Aktivität von Insulin zu erhöhen. Das Hormon reguliert den Blutzuckerspiegel und spielt bei der Fettspeicherung eine Rolle. Über die Chromzufur können Diabetiker ihre Blutzuckerwerte gut kontrollieren. Chrom unterstützt darüber hinaus beim Abnehmen.

### RESORPTIONSHILFEN

Die Chromresorption wird von Vitamin $B_3$ (Niacin) und drei Aminosäuren unterstützt: Glyzin, Glutaminsäure, Cystin.

### RESORPTIONSHEMMER

Zusätze und Pestizide verbrauchen Chrom im Körper. Bei einer zuckerreichen Ernährung wird Chrom ausgeschieden.

## EINNAHME DER PRÄPARATE

Es liegt keine empfohlene Tagesdosis vor. Referenzwerte für Erwachsene liegen bei 25 µg täglich, für Jugendliche und Kinder bei 0,1–1,0 µg pro Kilo-

## HAUPTQUELLEN FÜR CHROM (keine Angaben)

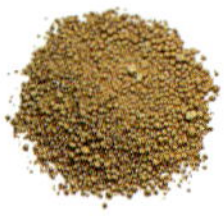

BIERHEFE

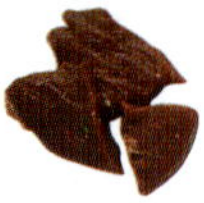

FLEISCH

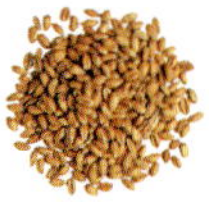

VOLLKORN-GETREIDE

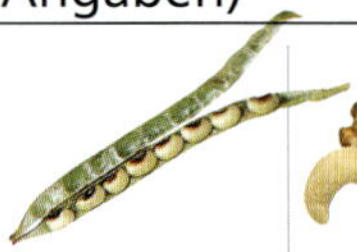

AUGENBOHNEN

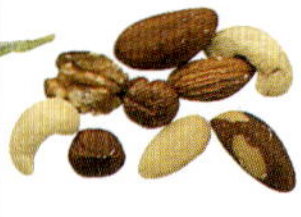

NÜSSE

gramm Körpergewicht. Sie gelten als sicher und ausreichend. Die sichere Obergrenze für Langzeitanwendungen liegt bei 200 μg und für Kurzzeitanwendungen bei 300 μg. Verfechter der Optimalwerte empfehlen täglich 100 μg für Erwachsene, für therapeutische Zwecke bis zu 200 μg täglich. Als beste Präparate gelten Chrompicolinat, Chrom-Polynicotinat, dreiwertiges Chrom und Bierhefe.

### VORSICHTSMASSNAHMEN

Chrom wirkt nur giftig, wenn Sie täglich mehrere Gramm einnehmen.

## THERAPEUTISCHE ANWENDUNG

**● SENKUNG DER CHOLESTERINWERTE**
Menschen mit verengten Arterien können niedrige Chromwerte haben, was möglicherweise zu Herzleiden führt. Studien an Menschen mit erhöhten Cholesterinwerten belegen, dass die tägliche Einnahme von 200 μg Chrom-Tripicolinat das ungünstige Cholesterin (LDL) senken kann.

**● DIABETES MELLITUS**
Diabetiker haben häufig einen weit überhöhten Blutzuckerspiegel. Die Folgen können u. a. Nervenschäden an Händen und Füßen, Arteriosklerose und Herzleiden sein. Studien belegen, dass tägliche Gaben von 200 μg Chrom-Tripicolinat die Blutzuckerwerte um etwa 18 Prozent senken können.

**● HYPOGLYKÄMIE**
Niedrige Blutzuckerwerte (Hypoglykämie) können Angstzustände, Übererregung und Schweißausbrüche verursachen. Eine Gruppe hypoglykämischer Frauen konnte mit 200 μg Chrom täglich erfolgreich behandelt werden. Die Chromzufuhr gleicht entweder einen ernährungsbedingten Chrommangel oder Störungen im Chromstoffwechsel aus.

**● GRÜNER STAR**
Bei grünem Star konnte die Tendenz zu niedrigen Chromwerten im Blut festgestellt werden. Präparate schaffen hier Abhilfe. Typisch für das Leiden ist der erhöhte Augeninnendruck, der zu blinden Flecken und letztlich zur Erblindung führt.

**● HEISSHUNGER**
Eine hohe Einnahme von Chrom kann den Heißhunger auf Zucker dämpfen und die Gewichtsabnahme beeinflussen.

### THERAPEUTISCHER NUTZEN

Menschen über 55 Jahre und diejenigen, die regelmäßig Sport treiben, verbrauchen vermehrt Chrom; auch Stress und Traumen können zu einem niedrigen Chromspiegel führen. Präparate sind empfehlenswert, wenn die Ernährung größtenteils aus verarbeiteten, chromarmen Nahrungsmitteln besteht, oder wenn sich der Blutzuckerspiegel nicht regulieren lässt. Chrom-Präparate eignen sich auch für Menschen, die leicht zunehmen. Auf einen Chrommangel deuten folgende Symptome hin:

- VERMINDERTE BLUTZUCKER-REGULIERUNG
- SCHWINDEL UND GEREIZTHEIT NACH SECHS STUNDEN OHNE ESSEN
- HÄUFIGES VERLANGEN NACH MAHLZEITEN
- SCHLÄFRIGKEIT
- HEISSHUNGER AUF SÜSSES
- ERHÖHTE BLUTFETTE

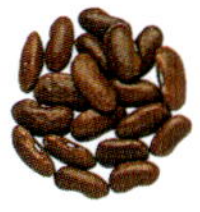

KIDNEY-BOHNEN

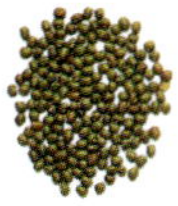

MUNGBOHNEN

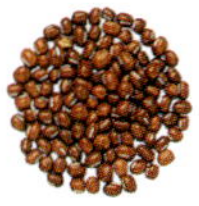

AZUKIBOHNEN

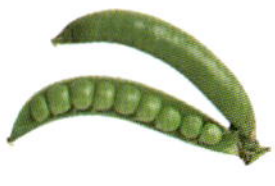

ERBSEN

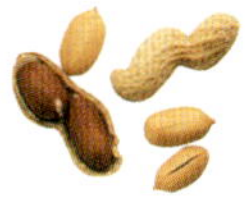

ERDNÜSSE

# KUPFER

Kann die Cholesterinwerte senken ◆ Senkt das Osteoporoserisiko ◆ Lindert Arthritisschmerzen

HUMMER

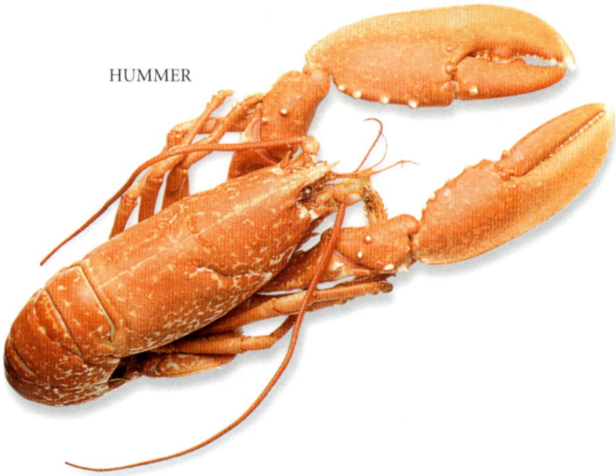

## CHEMISCHE NAMEN

- KUPFERPICOLINAT
- KUPFERASPARTAT
- KUPFERCITRAT

## DARREICHUNGSFORMEN

- TABLETTEN
- KAPSELN

## EMPFOHLENE TAGESDOSIS FÜR ERWACHSENE

- KEINE ANGABEN

## WIRKUNGSWEISE

Kupfer hat zwar keine Spezialaufgaben, ist aber an vielen Stoffwechselprozessen beteiligt. Es wirkt bei der Umwandlung von Eisen in den Sauerstoff tragenden Blutfarbstoff Hämoglobin mit. Mit seiner Hilfe wird die Aminosäure Tyrosin hergestellt, die an der Bildung der Haar- und Hautfarbe beteiligt ist. Für die Aktivitäten einiger Eiweiße, die für das Wachstum zuständig sind, ist Kupfer genauso unerlässlich wie für die Funktionionsweise der Nerven und die Freisetzung von Energie. Kupfer ist auch für die Entzündungskontrolle wichtig.

### RESORPTIONSHILFEN

Meist nimmt der Körper Kupfer gut auf (mit zunehmendem Alter verlangsamt). Eine vegetarische Ernährung liefert nur wenig Kupfer.

### RESORPTIONSHEMMER

Das Kupfergleichgewicht wird durch zu viel Zink und die Langzeitanwendung von Antacida gestört.

## HAUPTQUELLEN FÜR KUPFER – in mg/100 g Nahrungsmittel

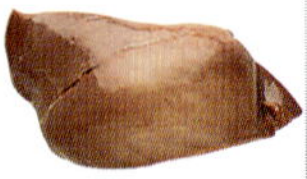

KALBSLEBER
11 mg/100 g

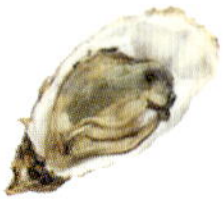

AUSTERN
7,5 mg/100 g

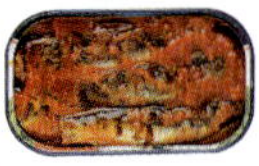

SARDINEN IN TOMATENSAUCE
2,4 mg/100 g

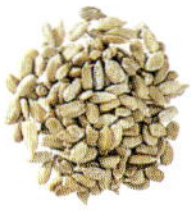

SONNENBLUMENKERNE
2,27 mg/100 g

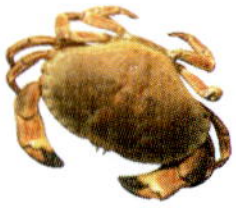

KREBSE
1,77 mg/100 g

## EINNAHME DER PRÄPARATE

Es gibt keine Empfehlung für eine Tagesdosis. Referenzwerten zufolge sollten Sie täglich 1,2 mg Kupfer aufnehmen, was einer Portion Sardinen von 60 g entspricht. Verfechter der Optimalwerte empfehlen täglich 2 mg, zum Ausgleich eines (zwar seltenen) Kupfermangels 5 mg. In Multimineralstoff-Präparaten ist Kupfer meist mit 1–2 mg vertreten. Die bekömmlichsten Formen sind Kupfer-Aminosäure-Chelat und Kupfer-Aminosäure-Gluconat. Auch die Verbindungen Kupfersulfat und Kupfernitrat gehen sehr leicht ins Blut über.

### VORSICHTSMASSNAHMEN

Bei empfindlichen Menschen kann Kupfer Migräne auslösen. Eine zu hohe Kupferzufuhr ist selten. Allerdings besteht die Möglichkeit, wenn Trinkwasser aus alten Kupferleitungen stammt. Kupfervergiftungen äußern sich durch Erbrechen, Durchfall, Kupferablagerungen in der Leber, Osteoporose, Knochenbrüche und Schizophrenie. Große Kupfermengen können die Manganspeicher des Körpers leeren.

## THERAPEUTISCHE ANWENDUNG

**HERZPROBLEME**
Zu wenig Kupfer kann im Körper zur Erhöhung des ungünstigen Cholesterins LDL führen. Das erklärt, weshalb niedrige Kupferwerte Herz- und Kreislaufprobleme verursachen – Probleme, die schließlich zu ernsten Herzleiden führen können.

**INFEKTIONEN**
Zu wenig Kupfer in der Ernährung schwächt das Immunsystem. Ausreichende Kupfermengen senken dagegen das Infektionsrisiko.

**OSTEOPOROSE**
Es besteht ein direkter Zusammenhang zwischen dem Kupferspiegel im Blut und der Knochendichte. Schon ein leichter Kupfermangel kann Osteoporose auslösen und verschlimmern. Eine ausgewogene Ernährung mit genügend Kupfer senkt daher das Osteoporoserisiko.

**ARTHRITIS**
Eine Kurztherapie mit Kupfersalicylat senkt nachweislich Fieber sowie Schwellungen und erhöht die Beweglichkeit der Gelenke bei rheumatoider Arthritis.

## THERAPEUTISCHER NUTZEN

Auch wenn eine kupferarme Ernährung selten vorkommt (Kupfer löst sich auch aus Kupfer-Wasserleitungen und -Kochtöpfen), benötigen Menschen, die über 55 Jahre alt sind oder hohe Dosen Zink einnehmen, mäßige Kupfermengen. Frühchen und Säuglinge, die fälschlicherweise mit normaler Kuhmilch gefüttert wurden, benötigen ebenfalls zusätzlich Kupfer (aber unter ärztlicher Aufsicht). Zu den Kupfermangel-Symptomen gehören:

- ESS- UND WACHSTUMSSTÖRUNGEN BEI SÄUGLINGEN
- EISENMANGEL-ANÄMIE
- MÜDIGKEIT
- VERÄNDERUNG DER HAARFARBE
- VERÄNDERUNG DER HAUTPIGMENTIERUNG

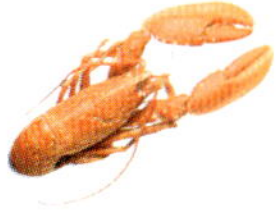

HUMMER
1,35 mg/100 g

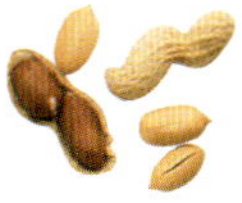

ERDNÜSSE
1,2 mg/100 g

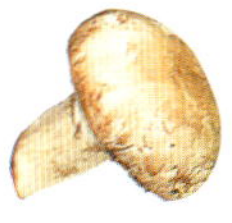

PILZE
0,4 mg/100 g

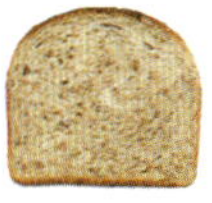

VOLLKORNBROT
0,26 mg/100 g

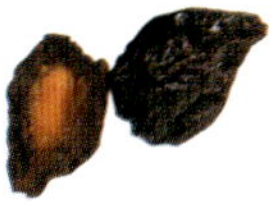

PFLAUMEN
0,14 mg/100 g

# Fluorid

Kann das Kariesrisiko verringern ◆ Kann die Knochen stärken

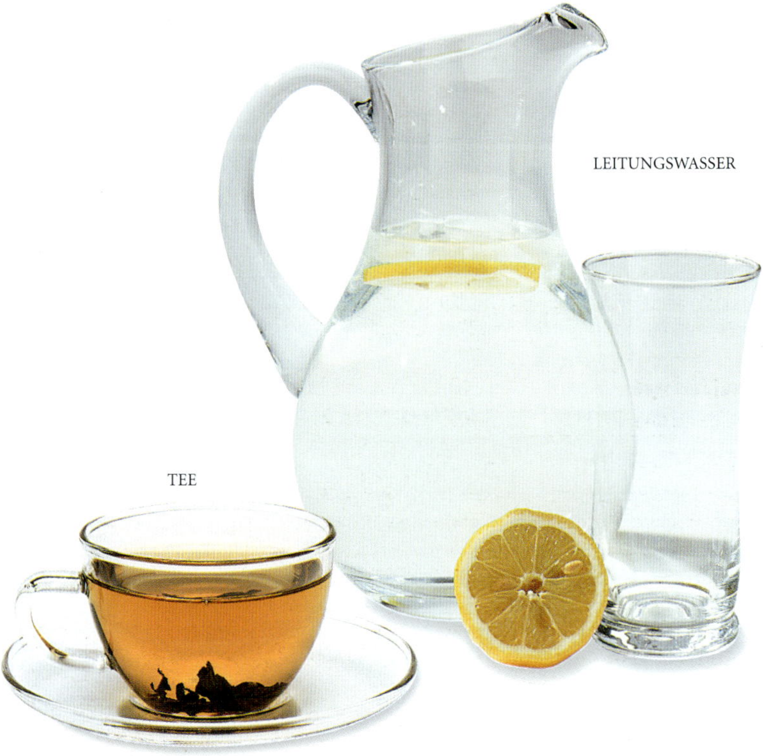


### CHEMISCHE NAMEN

- NATRIUMFLUORID
- CALCIUMFLUORID

### DARREICHUNGSFORMEN

- IST MEIST NICHT IN MULTIMINERALSTOFF-PRÄPARATEN ENTHALTEN

### EMPFOHLENE TAGESDOSIS FÜR ERWACHSENE

- KEINE ANGABEN

## WIRKUNGSWEISE

Fluoride dienen hauptsächlich der Härtung der Knochen und des Zahnschmelzes. Bei der Zahnbildung stellt die Einlagerung von Fluorid einen Kariesschutz dar und scheint das Kariesrisiko auch zu reduzieren, wenn die Zähne das Zahnfleisch durchstoßen haben. Schätzungen zufolge nehmen Erwachsene täglich etwa 1,8 mg Fluorid auf, wobei 25 Prozent aus der Nahrung stammen und 70 Prozent aus mit Leitungswasser zubereiteten Getränken. In Gegenden mit fluoridiertem Leitungswasser erhöht sich die Aufnahme des Mineralstoffs bei einem Tageskonsum von 1,1 Liter Wasser auf ungefähr 2,9 mg. Die sichere Obergrenze für Kleinkinder und Kinder liegt bei täglich 0,05 mg pro Kilogramm Körpergewicht.

Fluoridiertes Wasser, das zum Kochen verwendet wird, erhöht den Fluoridgehalt der Speisen.

### RESORPTIONSHILFEN

Die Mineralstoffe Phosphat und Schwefel steigern die Aufnahme von Fluorid und seine Resorption.

### RESORPTIONSHEMMER

Die Mineralstoffe Magnesium, Calcium und Aluminium hemmen die Fluoridresorption. Zur Senkung des Fluoridspiegels tragen auch Langzeiteinnahmen von Antacida bei, die Aluminium enthalten.

## EINNAHME DER PRÄPARATE

Fluoridtabletten sollen zwar Karies bei Kindern entgegenwirken, sollten aber nur auf ausdrücklichen Rat und unter Anleitung des Zahnarztes oder Kinderarztes gegeben werden. Mit Fluorid angereicherte Mundwässer und Zahnpasten tragen auch zu einer vermehrten Aufnahme des Mineralstoffs bei, vor allem wenn sie geschluckt statt ausgespuckt werden. Die meisten Fluoride stammen aus Tee und Wasser, während der Verzehr von Fisch mit weichen Gräten nur ein Viertel der täglichen Fluoridzufuhr ausmacht.

### VORSICHTSMASSNAHMEN

Fluorid stärkt den Zahnschmelz und verringert daher das Risiko einer Schädigung durch Säuren. Zu viel davon führt jedoch zur Fluorvergiftung, der so genannten Fluorose. Wenn sich auf den Zähnen kalkweiße Sprenkel zeigen, ist der Fluoridgehalt der Nahrung zu hoch. Meist sind Kinder aus Gegenden betroffen, wo die Wasservorräte fluoridiert sind, wenn Extra-Fluorid durch Schlucken von Zahnpasta oder Mundwasser hinzukommt. Auch Erwachsene können durch zu viel Fluorid schwer geschädigt werden. Die tägliche Zufuhr von 0,5–2,6 g kann in kurzer Zeit zu Depressionen und zu Fluorose führen, die tödlich verlaufen kann.

## THERAPEUTISCHE ANWENDUNG

● **KARIES**
Maximaler Schutz vor Karies soll gegeben sein, wenn von Geburt an fluoridiertes Wasser getrunken wird. Einigen Studien zufolge reduziert Teetrinken die Kariesbildung ebenfalls – allerdings sollte dann der Tee ohne Zuckerzusatz getrunken werden.

● **OSTEOPOROSE**
Berichten zufolge soll Osteoporose bei Menschen, die in Gegenden mit hohen Fluoridwerten leben, seltener auftreten. Das kann bedeuten, dass Fluorid die Entwicklung des Leidens in gewisser Weise kontrolliert. Derzeit werden Fluorid-Präparate geprüft, wobei Wissenschaftler es für möglich halten, dass der Mineralstoff die Knochendichte bewahrt und auch vor Brüchigkeit schützt.

● **INNENOHR**
Die Bildung von neuen Innenohrknochen ist häufig dafür verantwortlich, dass sich die Altersschwerhörigkeit verschlimmert. Die Behandlung mit einem Präparat, das 16 mg Natriumfluorid enthält, kann unter ärztlicher Aufsicht fortschreitendes Knochenwachstum im Innenohr stoppen und somit einer möglichen Taubheit entgegenwirken.

### THERAPEUTISCHER NUTZEN

Fluoridtabletten sollten Sie nur nach Rücksprache mit einem Zahnarzt verwenden. Wenn Sie Kinder haben und in einer Gegend mit nicht fluoridiertem Wasser leben, sollten Sie eine Einnahme von Präparaten in Erwägung ziehen. Zu den (seltenen) Mangelerscheinungen gehören:

- SCHLECHT AUSGEBILDETER ZAHNSCHMELZ
- KNOCHENBRÜCHIGKEIT

# EISEN

Gegen Erschöpfung ◆ Stärkt die Konzentration ◆ Lindert Menstruationsbeschwerden ◆ Für Spannkraft der Haut

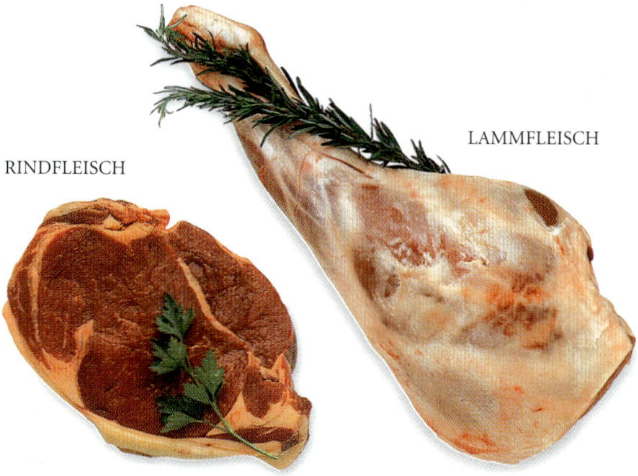

RINDFLEISCH

LAMMFLEISCH

### CHEMISCHE NAMEN

- EISEN-(II)-SULFAT
- EISEN-(II)-GLUCONAT
- EISEN-(II)-FUMARAT
- EISENPEPTON
- EISENCITRAT

### DARREICHUNGSFORMEN

- TABLETTEN/KAPSELN
- FLÜSSIGKEIT
- WEICHKAPSELN

### EMPFOHLENE TAGESMENGE FÜR ERWACHSENE

- 14 mg

## WIRKUNGSWEISE

Eisen ist Bestandteil des roten Blutfarbstoffs Hämoglobin, das dem Blut nicht nur seine Farbe verleiht, sondern auch dafür sorgt, dass der Sauerstoff zu den Zellen gelangt. Zwei Drittel des im Körper gespeicherten Eisens befinden sich im Hämoglobin. Der Rest ist in Leber, Milz, Knochenmark und Muskeln eingelagert.

### RESORPTIONSHILFEN

Fructose (Fruchtzucker) und Vitamin C begünstigen die Resorption des Eisens pflanzlicher Herkunft (z. B. aus Nüssen, Samen).

### RESORPTIONSHEMMER

Tannin, das dem Tee seinen herben Geschmack gibt, kann Eisen binden und somit seine Verfügbarkeit im Verdauungstrakt beeinträchtigen. Einen ähnlichen Effekt haben die bioaktiven Pflanzenstoffe in Getreide (besonders Kleie) und Spinat; aber auch der Mineralstoff Calcium. Eine spezielle Eiweißart im Ei und die Gerbstoffe in Johannis-

## HAUPTQUELLEN FÜR EISEN – in mg/100 g Nahrungsmittel

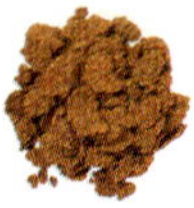

KLEIEFLOCKEN
20 mg/100 g

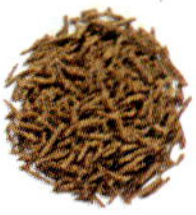

VOLLKLEIE
12 mg/100 g

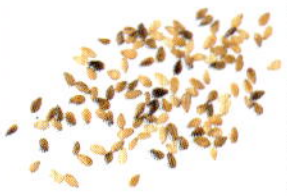

SESAMSAMEN
10,4 mg/100 g

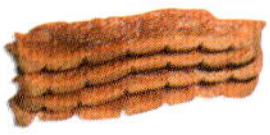

REHBRATEN
7,8 mg/100 g

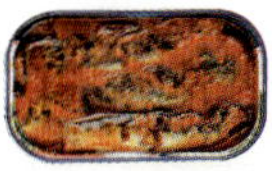

SARDINEN IN TOMATENSAUCE
4,6 mg/100 g

kraut-Präparaten *(Stimmungsaufhellung – siehe auch Seite 111)* behindern die Eisenresorption ebenfalls. Das gilt auch für Antacida (Mittel gegen Verdauungsstörungen) und das Medikament Tetracyclin (gegen Infektionen und Akne).

## EINNAHME DER PRÄPARATE

Die empfohlene Tagesdosis (14 mg Eisen) entspricht einer kleinen Schale mit Eisen angereicherter Frühstücksflocken, einer Hand voll getrockneter Aprikosen und einem Rindersteak. Verfechter der Optimalwerte empfehlen bei Eisenmangel (z. B. Anämie) täglich 15 mg Eisen, die auf 25 mg erhöht werden können. Kurzfristige Einnahmen von 80 mg sind nicht schädlich. Die Obergrenze für Langzeitanwendungen liegt jedoch bei 15 mg. Eisensulfat kann bei empfindlichen Menschen zu Verstopfung führen. Am bekömmlichsten sind Präparate mit organischem Eisen wie Eisen-(II)-gluconat, Eisen-(II)-fumarat, Eisencitrat oder Eisenpepton.

### VORSICHTSMASSNAHMEN

Besonders Kleinkindern schaden Langzeitanwendungen mit großen Eisenmengen. Bei Erwachsenen scheinen hohe Dosen den Alterungsprozess zu beschleunigen und insgesamt zu einem erhöhten Herzerkrankungs- und Infektionsrisiko zu führen. Die Zufuhr von 10 000 mg (10 g) ist tödlich.

## THERAPEUTISCHE ANWENDUNG

**● EISENMANGEL-ANÄMIE**
Bei Eisenmangelanämie werden meist Eisen-Präparate verordnet.

**● VERBESSERTE KONZENTRATION**
Bei jungen Mädchen, die zu wenig Eisen mit dem Essen aufnahmen, konnte die geistige Leistungsfähigkeit durch eine Eisenzufuhr in Höhe der empfohlenen Tagesdosis verbessert werden.

**● PERIODENSCHMERZ**
Die tägliche Einnahme von Eisen-Präparaten lindert nachweislich Menstruationsschmerzen.

**● MÜDIGKEIT**
Tägliche Eisengaben in Höhe der empfohlenen Tagesdosis beinflussen Müdigkeit und durch Eisenarmut bedingte Erschöpfung günstig.

## THERAPEUTISCHER NUTZEN

Frauen, die eine Schwangerschaft planen, profitieren von einer Eiseneinnahme insbesondere, wenn sie wenig oder kein Fleisch essen und ihre Schwangerschaften dicht beieinander liegen. Eisen-Präparate sind auch empfehlenswert für: Vegetarierinnen, Veganer, Sportlerinnen; Menschen, die gerade eine Operation überstanden haben, sowie ältere Menschen, deren Ernährung nicht ausgewogen ist und die viel Tee trinken. Anzeichen für einen Mehrbedarf an Eisen sind:

- MÜDIGKEIT
- ERSCHÖPFUNG
- KONZENTRATIONSMANGEL
- KOPFSCHMERZEN
- HAARAUSFALL
- KURZATMIGKEIT
- GERILLTE, BRÜCHIGE NÄGEL
- GESICHTSBLÄSSE
- APPETITVERLUST
- STÄNDIGE INFEKTIONEN

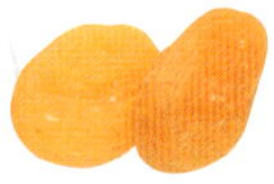

GETROCKNETE APRIKOSEN
3,4 mg/100 g

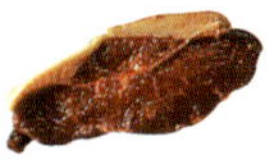

GEGRILLTES RUMPSTEAK
3,4 mg/100 g

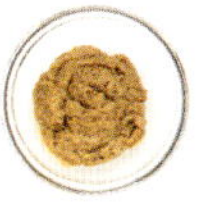

KREBSFLEISCH AUS DER DOSE
2,8 mg/100 g

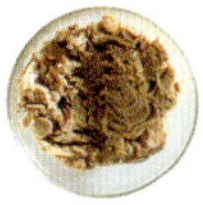

TUNFISCH IN ÖL
1,6 mg/100 g

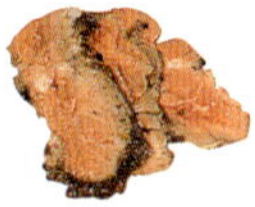

LAMMBRATEN
1,5 mg/100 g

# JOD

Lässt den Kropf abschwellen ◆ Kann Brustschmerzen lindern ◆ Kann das Brustkrebsrisiko verringern

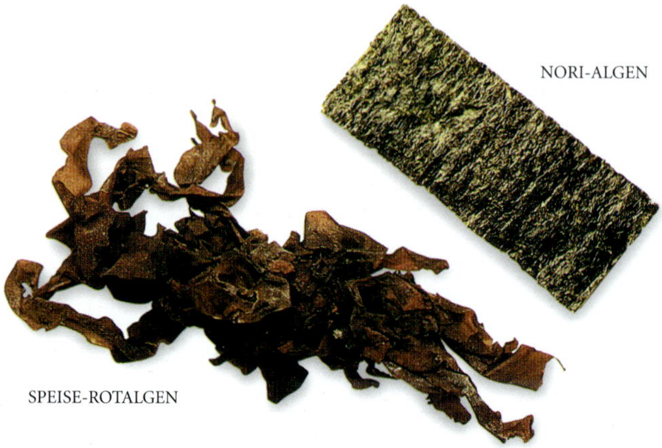


## CHEMISCHER NAME

- JOD

## DARREICHUNGSFORMEN

- KAPSELN
- TABLETTEN
- FLÜSSIGKEIT
- ALGEN

## EMPFOHLENE TAGESDOSIS FÜR ERWACHSENE

- 150 µg

## WIRKUNGSWEISE

Etwa 64 Prozent des körpereigenen Jods (ca. 8 mg) befinden sich in der Schilddrüse, wo es zum Aufbau der Schilddrüsenhormone Trijodthyronin und Thyroxin benötigt wird. Die beiden Hormone regulieren den Stoffwechsel und sind am Grundumsatz beteiligt. Jod dient der Erhaltung des Bindegewebes. Das Stützgewebe bildet auch Sehnen und Bänder aus und verbindet Gewebe und Organe untereinander und mit dem Körper. Das ist von besonderer Bedeutung für den heranwachsenden Fötus. Jod ist auch für die geistige Entwicklung des Kindes von Bedeutung.

### RESORPTIONSHILFEN

Selen hilft, Jod in die Schilddrüsenhormone umzuwandeln. Ein Mangel an Selen verringert die Wirksamkeit des mit der Nahrung aufgenommenen Jods. Für die normale Schilddrüsenfunktion muss auch Vitamin A vorhanden sein.

## HAUPTQUELLEN FÜR JOD – in µg/100 g Nahrungsmittel

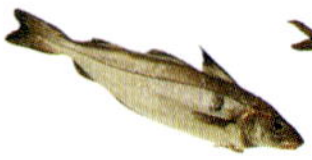

SCHELLFISCH
250 µg/100 g

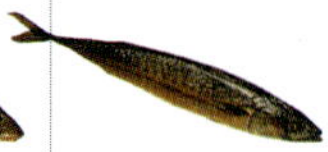

GERÄUCHERTE MAKRELE
150 µg/100 g

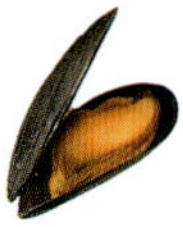

MUSCHELN
120 µg/100 g

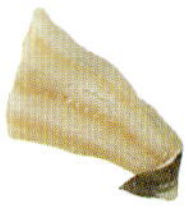

KABELJAU
110 µg/100 g

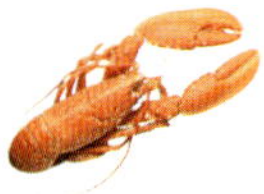

HUMMER
100 µg/100 g

### RESORPTIONSHEMMER

Die Resorption von Jod wird durch so genannte Glucosinolat-Progoitrine gehemmt, Substanzen, die in Kreuzblütlern (besonders Kohl, Steckrüben) vorkommen. Auch Erdnüsse, Maniok und Sojabohnen beeinträchtigen die Jodaktivität in der Schilddrüse. Weitere Störfaktoren sind Sulfonylharnstoffe, die beim Typ-2-Diabetes eingesetzt werden, sowie Kobalt und Lithium in Antidepressiva. Wie gut Jod im Körper genutzt wird, hängt auch von Fluor, Brom und Chlor ab.

## EINNAHME DER PRÄPARATE

Die empfohlene Tagesdosis (150 µg Jod) entspricht einer Portion Makrele von 100 g. Jod ist auch in Multimineralstoff- und hochdosierten Präparaten enthalten, in Dosen von 150 µg pro Tag. Die sichere Obergrenze beträgt bei Kurzzeitanwendungen 700 µg, bei Langzeitanwendungen 500 µg pro Tag. Enthält ein Multimineralstoff-Präparat 100 Prozent der empfohlenen Tagesdosis Jod, dann eignet es sich gut zur Selbstbehandlung. Höhere Dosen sollten nur auf ärztliche Anweisung eingenommen werden. Algen-Präparate sind gute Jodquellen.

### VORSICHTSMASSNAHMEN

Hohe Dosen Jod können zur Vergiftung der Schilddrüse führen. Die Folge sind Schwellungen und eventuell Krebs. Schwangere sollten große Mengen Jod vermeiden; Akne verschlimmert sich durch hohe Dosen. Sprechen Sie mit Ihrem Arzt, bevor Sie höher dosierte Jod-Präparate (mehr als 150 µg) einnehmen.

## THERAPEUTISCHE ANWENDUNG

**● SCHILDDRÜSEN-VERGRÖSSERUNG**
Der Kropf ist symptomatisch für Jodmangel. Mäßige Mengen eines Jod-Präparats können die Schwellung reduzieren. Schwere Kropfleiden bedürfen der medizinischen Behandlung mit Thyroxin oder müssen operiert werden.

**● SCHMERZHAFTE BRÜSTE**
Höhere Jodgaben ließen bei Frauen, die gutartige Geschwülste und Schwellungen in der Brust hatten, die Schmerzen und Zystenbildung abklingen.

**● BRUSTKREBS**
Präkanzeröse Schädigungen des Brustgewebes scheinen mit einer zu geringen Jodaufnahme zusammenzuhängen. Sie können mit normlen Jodmengen behoben werden.

**● GEWICHTSPROBLEME**
Eine träge arbeitende Schilddrüse kann mit der empfohlenen Jod-Tagesdosis angekurbelt werden und dadurch bedingte Gewichtsprobleme beheben.

### THERAPEUTISCHER NUTZEN

Wer wenig Milchprodukte und Fisch isst, nimmt wenig Jod zu sich. Große Mengen Kohl, regelmäßig roh genossen, gehen zu Lasten der Jodwerte. Zu niedrige Werte werden angezeigt durch:

- MÜDIGKEIT
- KALTE HÄNDE UND FÜSSE
- KONZENTRATIONS-MANGEL
- GEDÄCHTNIS-SCHWÄCHE
- MUSKELSCHWÄCHE
- BRUSTSCHMERZEN
- PLÖTZLICHE ODER UNERKLÄRLICHE BRUSTSCHMERZEN
- SCHILDDRÜSEN-VERGRÖSSERUNG

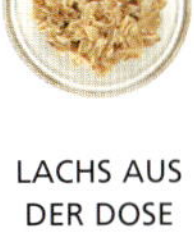

LACHS AUS DER DOSE
59 µg/100 g

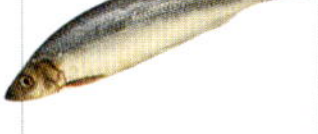

HERING
29 µg/100 g

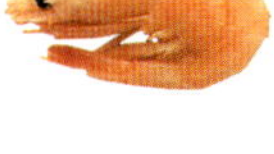

GARNELEN
28 µg/100 g

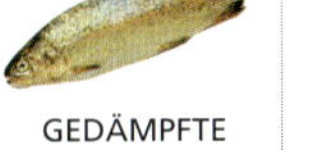

GEDÄMPFTE FORELLE (SALMO TRUTTA)
16 µg/100 g

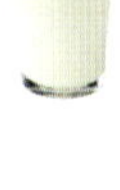

MILCH
15 µg/100 g

# KALIUM

Senkt Bluthochdruck ◆ Lindert Muskelkrämpfe

Verringert das Schlaganfallrisiko

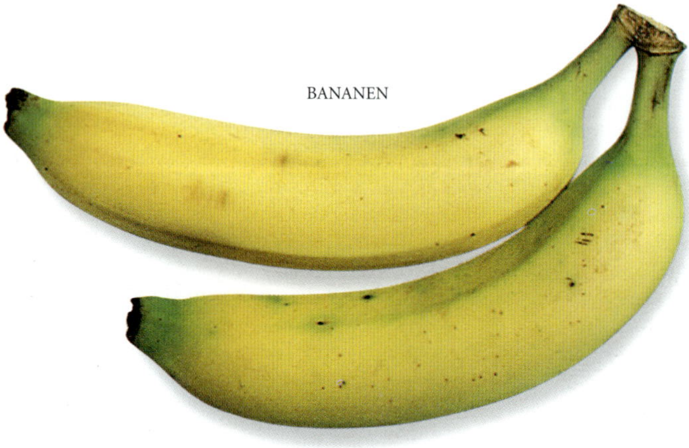


### CHEMISCHE NAMEN

- KALIUMGLUCONAT
- KALIUMSULFAT
- KALIUMCHLORID
- KALIUMOXID
- KALIUMCARBONAT
- KALIUMCITRAT
- KALIUMFUMARAT

### DARREICHUNGSFORMEN

- TABLETTEN/KAPSELN

### EMPFOHLENE TAGESDOSIS FÜR ERWACHSENE

- KEINE ANGABEN

## WIRKUNGSWEISE

Unsere Muskeln und Nerven können nur mit Hilfe von Kalium reibungslos funktionieren. Kalium trägt auch zu einem ausgeglichenen Wasser- und Säuren-Basen-Haushalt im Körper bei. Der Mineralstoff findet sich größtenteils innerhalb der Zelle und wird von Natrium außerhalb der Zelle reguliert. Kalium verhindert, dass Calcium über den Urin wieder ausgeschieden wird.

### RESORPTIONSHILFEN

Viele Obst- und Gemüsesorten enthalten Kalium, das leicht resorbiert wird.

### RESORPTIONSHEMMER

Zu viel Natrium *(siehe Seite 74–75)* aus Kochsalz, verarbeiteten Nahrungsmitteln und einem Übermaß an Alkohol belasten den Kaliumspiegel. Auch Diuretika (Entwässerungsmittel) und Corticosteroid-Medikamente (gegen Entzündungen) stören das Kaliumgleichgewicht im Körper.

## HAUPTQUELLEN FÜR KALIUM – in mg/100 g Nahrungsmittel

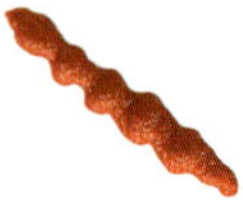

TOMATENMARK
1150 mg/100 g

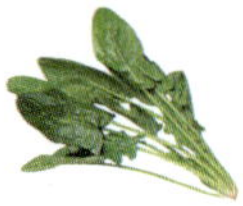

SPINAT
500 mg/100 g

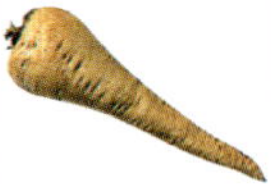

PASTINAKE
450 mg/100 g

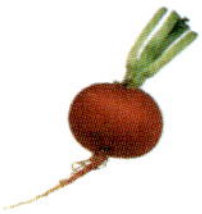

RADIESCHEN
240 mg/100 g

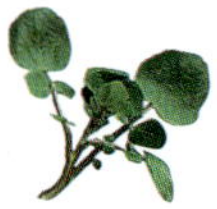

BRUNNENKRESSE
230 mg/100 g

## EINNAHME DER PRÄPARATE

Es gibt zwar keine Empfehlung für die Tagesdosis, dafür aber einen Referenzwert, der bei 3 500 mg Kalium pro Tag liegt. Diesem Wert entsprechen zwei Bananen, eine Portion Honigmelone, acht Aprikosen, zwei Orangen und eine rote Paprikaschote. Verfechter der Optimalwerte empfehlen täglich 200 mg für Erwachsene, für therapeutische Zwecke 3 500 mg täglich. Kalium-Präparate sollten Sie nur nach Rücksprache mit Ihrer Ärztin einnehmen. Am besten eignen sich Kaliumchlorid, Bierhefe und Kaliumgluconat.

### VORSICHTSMASSNAHMEN

Kaliumvergiftungen treten bei Kaliumeinnahmen von täglich über 17 600 mg (17,6 g) auf. Wer an Diabetes leidet, sollte Kalium-Präparate unbedingt meiden, es sei denn, der Arzt hat die Präparate ausdrücklich verordnet. Außerdem sollten Sie beachten, dass eine Kaliumzufuhr zu Magnesiumverlusten führen kann – das geht auf Kosten starker Zähne und kräftiger Knochen.

## THERAPEUTISCHE ANWENDUNG

**● DEKOMPENSIERTE HERZINSUFFIZIENZ**
Menschen mit dekompensierter Herzinsuffizienz (das Herz pumpt nicht genügend Blut in den Organismus) haben meist niedrige Kaliumwerte in ihrem Blut. Die Folge ist ein unregelmäßiger Herzschlagrhythmus, der sich durch eine erhöhte Kaliumzufuhr wieder ausgleichen lässt.

**● NIERENSTEINE**
Eine sehr kaliumreiche Ernährung kann hohe Calciumausscheidungen hemmen und, unreguliert, zu einem erhöhten Nierensteinrisiko führen.

**● SCHLAGANFÄLLE**
Eine verbesserte Kaliumversorung verringert das Risiko, an einem Schlaganfall zu sterben.

**● BLUTHOCHDRUCK**
Bluthochdruck wird mit einer kaliumarmen Ernährung in Verbindung gebracht. Kalium-Präparate helfen bei Bluthochdruck, egal ob dieser durch Diuretika oder andere Faktoren verursacht wurde.

**● MUSKELKRÄMPFE UND KALIUMMANGEL**
Kaliumchlorid-Präparate helfen bei regelmäßig auftretenden Muskelkrämpfen, deren Ursache eine kaliumarme Ernährung oder starke Kaliumausscheidungen sind.

### THERAPEUTISCHER NUTZEN

Kalium kommt in vielen Nahrungsmitteln vor, deshalb ist ein ernährungsbedingter Mangel unwahrscheinlich. Allerdings nehmen ältere Menschen, die kaum Obst und Gemüse essen, weniger Kalium auf. Zudem können bei anhaltendem Erbrechen, Durchfällen, Schwitzen, Blutverlusten und bei regelmäßiger Einnahme von Entwässerungs- und Abführmitteln die Kaliumverluste enorm hoch sein. Zu den Anzeichen eines Kaliummangels zählen auch:

- MUSKELSCHWÄCHE
- DESORIENTIERTHEIT
- REIZBARKEIT
- VERWIRRUNG
- DEPRESSSION

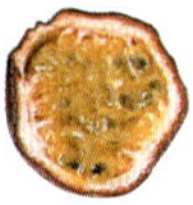

PASSIONSFRUCHT
200 mg/100 g

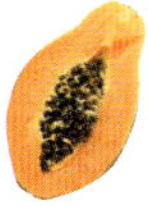

PAPAYA
200 mg/100 g

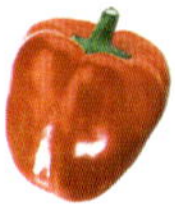

ROTE PAPRIKASCHOTE
160 mg/100 g

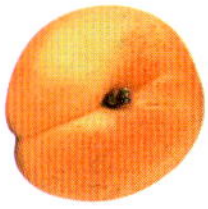

PFIRSICH
160 mg/100 g

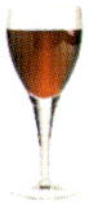

ROTWEIN
130 mg/100 g

# MAGNESIUM

Kann Komplikationen bei Diabetes reduzieren ◆ Senkt das Herzerkrankungsrisiko ◆ Lindert Kopfschmerzen

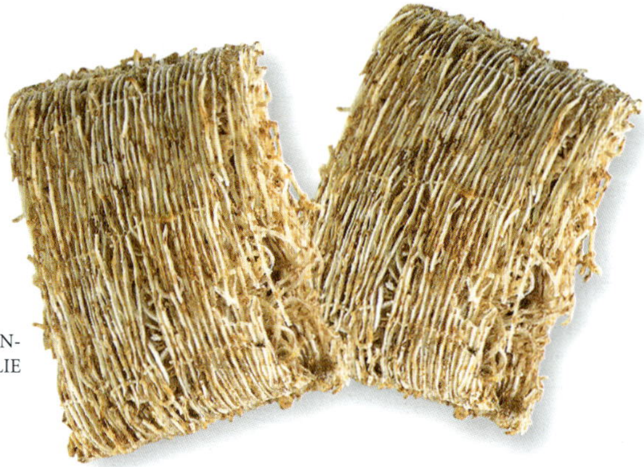

WEIZEN-CEREALIE

### CHEMISCHE NAMEN

- MAGNESIUMCARBONAT
- MAGNESIUMGLUCONAT
- MAGNESIUMOXID
- MAGNESIUMSULFAT

### DARREICHUNGSFORMEN

- TABLETTEN
- KAPSELN
- PULVER

### EMPFOHLENE TAGESDOSIS FÜR ERWACHSENE

- 300 mg

## WIRKUNGSWEISE

Magnesium, das in allen Körpergeweben gespeichert wird, spielt für das Wachstum eine ebenso große Rolle wie für die Erhaltung starker Knochen und Zähne, die Muskelentspannung, ein gesundes Herz und das Nervensystem. Der Mineralstoff ist an mehr als 300 verschiedenen Enzymreaktionen beteiligt. Er beeinflusst viele Organsysteme, fördert die Freisetzung von Energie und schützt die Zellwände.

### RESORPTIONSHILFEN

Für die Resorption von Magnesium sind eiweißreiche Nahrungsmittel (Fleisch, Huhn, Fisch, Eier) und eine regelmäßige Calciumzufuhr günstig. Auch Phosphor und Zink sowie die Vitamine $B_1$, $B_6$, C und D fördern die Resorption.

### RESORPTIONSHEMMER

Große Calciummengen erschweren die Magnesiumresorption. Calcium verbindet sich mit so genannten Oxalaten, Pflanzenstof-

## HAUPTQUELLEN FÜR MAGNESIUM – in mg/100 g Nahrungsmitte

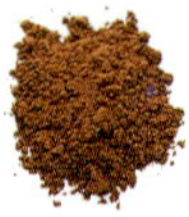

KAKAOPULVER
520 mg/100 g

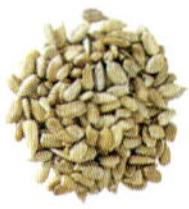

SONNENBLUMENKERNE
390 mg/100 g

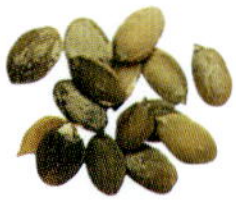

KÜRBISKERNE
390 mg/100 g

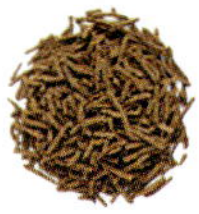

VOLLKLEIE
210 mg/100 g

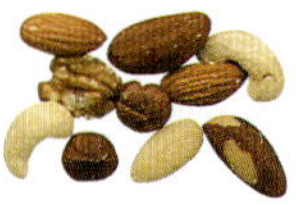

NUSSMISCHUNG
200 mg/100 g

fen in Spinat und Rhabarber, oder mit Phytaten aus Weizenkleie. Auch langfristig eingenommene Diuretika senken den Magnesiumspiegel.

## EINNAHME DER PRÄPARATE

Die empfohlene Tagesdosis (300 mg Magnesium) entspricht ½ l Milch, einer Portion Kabeljau mit Spinat, einer Hand voll Erdnüsse und vier Scheiben Brot. Nehmen sie Präparate nur nach Rücksprache mit Ihrem Arzt ein. Die sichere Obergrenze beträgt bei Langzeitanwendung 300 mg, bei Kurzzeitanwendung 400 mg. Verfechter der Optimalwerte empfehlen täglich 375–500 mg für Erwachsene, für therapeutische Zwecke 400 bis 800 mg. Magnesiumcitrat wird am besten resorbiert.

### VORSICHTSMASSNAHMEN

Überdosen führen zu Lähmungen, Übelkeit und Depressionen. Dosen von täglich 3 000–5 000 mg können tödlich sein.

## THERAPEUTISCHE ANWENDUNG

● **DIABETES MELLITUS**
Diabetes kann zu Magnesiummangel führen und der wiederum zu kurz- und langfristigen Komplikationen wie Herzkrankheiten, Nierenproblemen, Nervenschäden. Magnesium ist am Transport von Glucose sowie an der Freisetzung von Insulin (ein Blutzucker regulierendes Hormon) beteiligt. Magnesium-Präparate helfen Nichtdiabetikern, die an Symptomen eines Blutzuckerabfalls wie Schwindel oder Ohnmacht leiden.

● **HERZINFARKT**
Mangelnde Versorgung mit Magnesium erhöht das Risiko für Herzleiden und plötzlichen Herztod. Unregelmäßige Herzschläge nach einem Infarkt lassen sich mit Magnesium-Präparaten regulieren.

● **HERZKRANKHEITEN**
Magnesium senkt den Gesamtcholesterinwert, erhöht das günstige HDL-Cholesterin und stoppt die Bildung von Blutgerinnseln. Das heißt: Das Arteriosklerose- und Herzerkrankungsrisiko wird begrenzt.

● **KOPFSCHMERZEN**
Prämenstruelle Kopfschmerzen stehen oft in Verbindung mit einem niedrigen Magnesiumspiegel. 100–200 mg Magnesium täglich helfen.

● **PERIODENSCHMERZ**
Magnesium kann Rücken- und Unterleibsschmerzen während der Menstruation lindern. Gleichzeitige Einnahme von Vitamin $B_6$ verstärkt die Wirkung.

### THERAPEUTISCHER NUTZEN

Magnesium-Präparate werden meist ärztlich verordnet: nach anhaltendem Erbrechen und Durchfall, Alkoholmissbrauch oder bei Nierenkrankheiten. Frauen, die unter dem prämenstruellen Syndrom leiden oder ein erhöhtes Osteoporoserisiko haben, profitieren ebenfalls von Magnesiumgaben. Zu den Anzeichen eines Magnesiummangels gehören:

- SCHWÄCHE
- SCHNELLER ODER UNREGELMÄSSIGER HERZSCHLAG
- MUSKELKRÄMPFE
- APPETITMANGEL
- ÜBELKEIT
- ERSCHÖPFUNG
- SCHLAFLOSIGKEIT
- ERBRECHEN
- MAGERSUCHT
- PERSÖNLICHKEITSVERÄNDERUNGEN

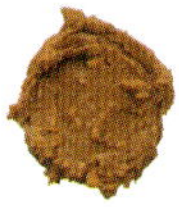

ERDNUSSBUTTER
180 mg/100 g

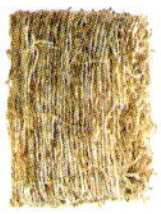

WEIZENCEREALIE
130 mg/100 g

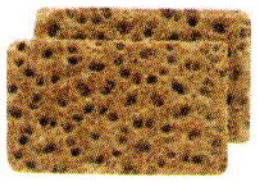

ROGGENKNÄCKEBROT
100 mg/100 g

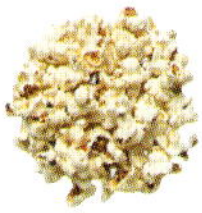

EINFACHES POPCORN
81 mg/100 g

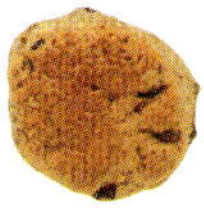

VOLLKORNKÜCHLEIN
75 mg/100 g

# MANGAN

Reguliert den Blutzuckerspiegel ◆ Senkt die Gefahr von epileptischen Anfällen ◆ Verbessert die Knochenstärke

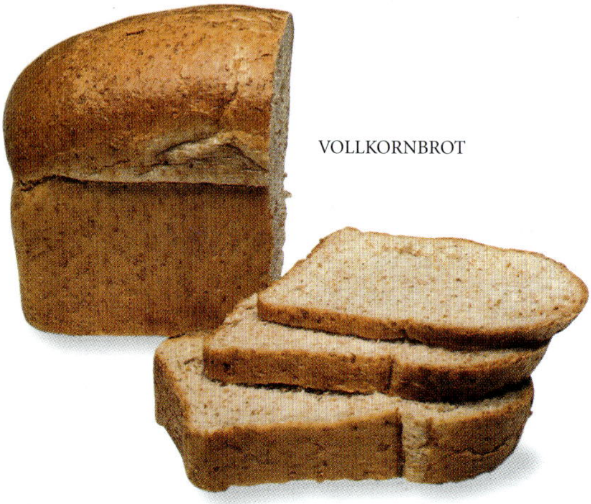

VOLLKORNBROT

### CHEMISCHE NAMEN

- MANGANSULFAT
- MANGANGLUCONAT
- MANGANCITRAT
- (MANGAN-AMINO-SÄURE-CHELAT)

### DARREICHUNGSFORMEN

- BESTANDTEIL VON MULTIVITAMIN- UND MINERALSTOFFPRÄPARATEN

### EMPFOHLENE TAGESDOSIS FÜR ERWACHSENE

- KEINE ANGABEN

## WIRKUNGSWEISE

Mangan löst nicht nur Enzymreaktionen im Körper aus, sondern ist auch für die Bildung einiger Enzyme, z. B. Superoxiddismutase, unerlässlich. Dieses wichtige Enzym zerstört die schädlichen freien Radikale, die Herzerkrankungen und bestimmte Krebsarten auslösen können. Mangan verbessert die Ausnutzung von Nahrungseiweiß und ist an der Bildung der Sexualhormone beteiligt. Mangan sorgt für gesunde Nerven, geschmierte Gelenke, eine gute Knochenstruktur und die Bildung von Schilddrüsenhormonen, die die Stoffwechselgeschwindigkeit steuern. Mangan soll auch an der Regulierung der Blutzuckerwerte beteiligt sein.

### RESORPTIONSHILFEN

Mangan wird besser resorbiert, wenn Zink und die Vitamine C, $B_1$, E und K hinzukommen. Meist erhöht sich der Mangan-

## HAUPTQUELLEN FÜR MANGAN – in µg/100 g Nahrungsmittel

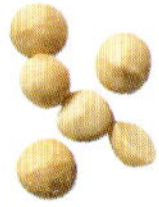

MAKADAMIANÜSSE
5,5 µg/100 g

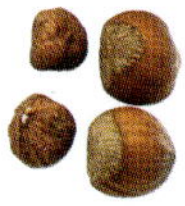

HASELNÜSSE
4,9 µg/100 g

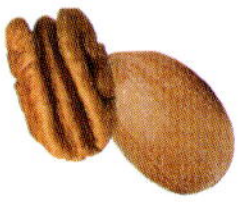

PEKANNÜSSE
4,6 µg/100 g

KOKOSFLOCKEN
1,8 µg/100 g

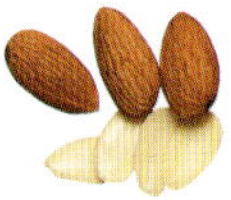

MANDELN
1,7 µg/100 g

spiegel bei sinkender Eisenzufuhr. Der Manganspiegel sinkt bei steigender Eisenzufuhr.

### RESORPTIONSHEMMER

Eine Überdosierung von Calcium und Phosphor stört die Resorption von Mangan. Antibiotika und Alkoholmissbrauch können darüber hinaus die Manganspeicher des Körpers leeren.

## EINNAHME DER PRÄPARATE

Empfehlungen für die Tagesdosis gibt es zwar nicht, doch Referenzwerten zufolge sollte die tägliche Mangan-Zufuhr über 1,4 mg liegen. Diese Menge entspricht drei Scheiben Vollkornbrot. Verfechter der Optimalwerte empfehlen täglich 5 mg, für therapeutische Zwecke 2,5–15 mg täglich. Vom Körper werden am besten resorbiert: Aminosäure-Chelatkomplexe, Mangangluconat und Mangancitrat.

### VORSICHTSMASSNAHMEN

Überschüssiges Mangan wird vom Körper nicht resorbiert. Bei Mangan handelt es sich also um einen der ungiftigsten Mineralstoffe.

## THERAPEUTISCHE ANWENDUNG

### ● DIABETES MELLITUS

Diabetiker mit niedrigem Manganspiegel konnten ihre Blutzuckerwerte durch tägliche Einnahme eines Manganpräparats günstig beeinflussen.

### ● EPILEPTISCHE ANFÄLLE

Mit Hilfe von Mangan-Präparaten konnten bei Epileptikern (die niedrige Manganwerte hatten) der kleine und der große epileptische Anfall nachweislich unter Kontrolle gebracht werden.

### ● IMMUNSYSTEM

Das Immunsystem depressiver Menschen ist meist sehr geschwächt und besonders anfällig für Infektionen. Mangan-Präparate stärken nachweislich das Immunsystem.

### ● KNOCHENSTABILITÄT

Bei Frauen mit geringer Knochendichte und erhöhtem Bruchrisiko wurde ein Manganmangel festgestellt. Mangan senkt das Risiko an Osteoporose zu erkranken, indem es für eine gute Knochenbildung und Knochenstärke sorgt.

### ● WUNDHEILUNG

Die optimale Versorgung mit Mangan ist für alle Aspekte der Wundheilung wichtig. Der Mineralstoff wird zur Bildung des Wundheilungsgewebes Kollagen benötigt und spielt bei ungenügender Ernährung nach Operationen eine Rolle.

### THERAPEUTISCHER NUTZEN

Normale Mischkost enthält so viel Mangan, dass ein Mangel unwahrscheinlich ist. Verfechter der Optimalwerte empfehlen jedoch die Einnahme eines Manganpräparats bei wiederholter Benommenheit, Geistesabwesenheit, Gedächtnisschwächen oder wenn die Ernährung auf vielen Milchprodukten basiert. Anzeichen für niedrige Manganwerte sind:

- GELENKSCHMERZEN
- HAUTAUSSCHLÄGE
- GEDÄCHTNISSCHWÄCHE
- MUSKELZUCKUNGEN
- SCHWINDEL
- GLEICHGEWICHTSSTÖRUNGEN

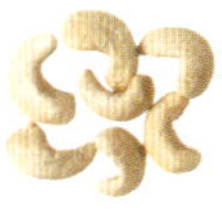

CASHEWNÜSSE
1,7 µg/100 g

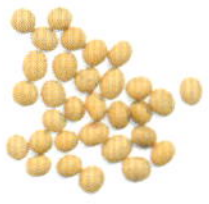

SOJABOHNEN
0,9 µg/100 g

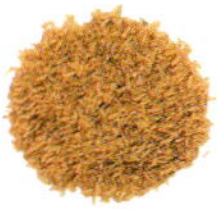

GEKOCHTER NATURREIS
0,9 µg/100 g

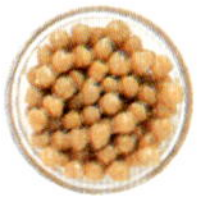

KICHERERBSEN IN DOSEN
0,8 µg/100 g

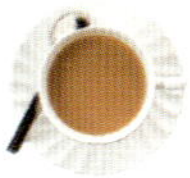

TEE
0,14 µg/100 g

# MOLYBDÄN

Kann allergische Beschwerden verringern

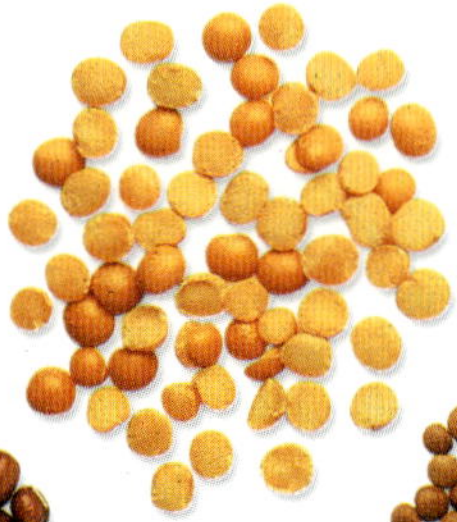

SCHÄLERBSEN

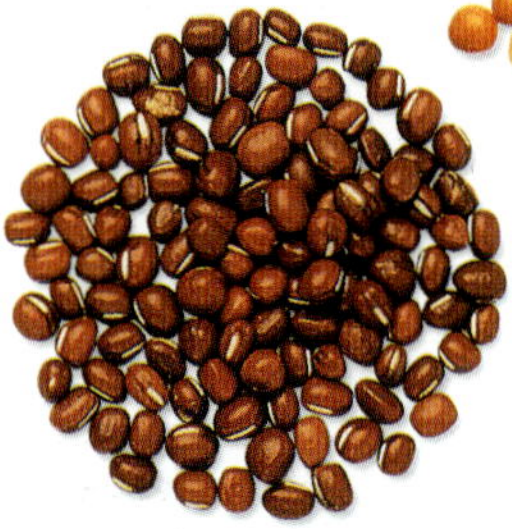

AZUKIBOHNEN

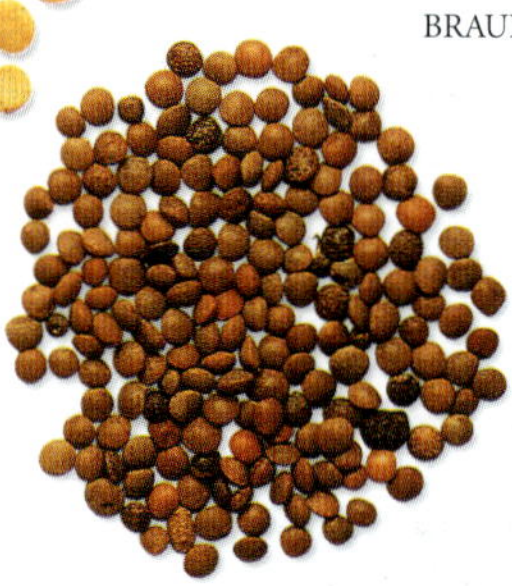

BRAUNE LINSEN

## CHEMISCHER NAME

- MOLYBDÄN

## DARREICHUNGSFORMEN

- IN MULTIMINERALSTOFFPRÄPARATEN

## EMPFOHLENE TAGESDOSIS FÜR ERWACHSENE

- KEINE ANGABEN

## WIRKUNGSWEISE

Molybdän ist an wichtigen Enzymreaktionen im Körper beteiligt, bei denen beispielsweise die Energie aus Nahrungsfetten und Kohlenhydraten gewonnen wird. Dieser Mineralstoff trägt dazu bei, dass die Nerven gesund erhalten werden, Eisen verwertet und die geistige Beweglichkeit gestärkt wird. Männliche Potenz und Fruchtbarkeit stehen in Zusammenhang mit Molybdän; so lässt sich die Impotenz im Alter möglicherweise auf fehlendes Molybdän in der Ernährung zurückführen. Molybdänmangel kann die Anfälligkeit für Karies sowie Mundhöhlen- und Zahnfleischprobleme erhöhen.

### RESORPTIONSHILFEN

Selbst wenn die Zufuhr durch die Ernährung gering ist, wird Molybdän gut resorbiert.

### RESORPTIONSHEMMER

Nicht nur hohe Siliciumanteile in Präparaten senken die Molybdänreser-

## HAUPTQUELLEN FÜR MOLYBDÄN (keine Angaben)

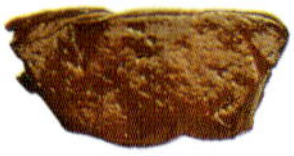

LEBER

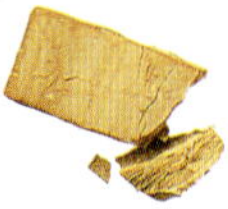

HEFE

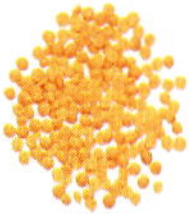

LINSEN

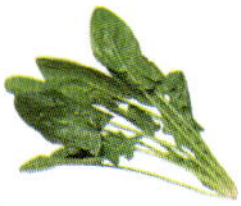

SPINAT

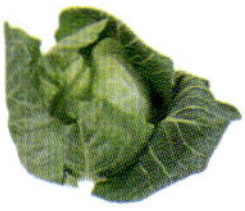

KOHL

ven des Körpers, sondern auch der Genuss von viel tierischem Eiweiß (Fleisch). Silicium-Präparate reduzieren die Plasmakonzentration und die Aufnahme von Molybdän. Zu viel Kupfer erhöht die Molybdänausscheidung.

## EINNAHME DER PRÄPARATE

Für Molybdän gibt es keine empfohlene Tagesdosis, doch gelten als sichere Einnahmemengen 50–400 µg täglich. Der Molybdänanteil in Multimineralstoff-Präparaten schwankt zwischen 100 und 300 µg. Verfechter der Optimalwerte empfehlen täglich zwischen 100 und 1 000 µg für Erwachsene.

### VORSICHTSMASSNAHMEN

Überdosierungen von 10 000–15 000 µg (10 bis 15 g) erhöhen die Kupferausscheidung und können die Harnsäurewerte im Blut hochtreiben. Überschüssige Harnsäure lagert sich in den Gelenken ab und führt schließlich zu Gicht – ein schmerzhaftes, schwächendes Leiden, das die Einnahme von verschreibungspflichtigen Medikamenten erfordert.

## THERAPEUTISCHE ANWENDUNG

### ● ALLERGIE

Molybdän-Präparate schaffen Abhilfe, wenn Allergikerinnen und Allergiker unter Molybdänmangel leiden. Injektionen mit 250–750 µg Molybdän, über drei Monate hinweg verabreicht, lindern keuchendes Atmen; Asthmatiker können nach Molybdängaben teilweise auf den Inhalator verzichten. Molybdän-Präparate sollten Sie nur nach Rücksprache mit Ihrem Arzt einnehmen.

### ● ASTHMA

Asthmatikern, die Probleme mit Sulfiten haben (Konservierungsstoffe in Nahrungsmitteln), wird gelegentlich Molybdän verordnet.

### ● SULFITENTGIFTUNG

Molybdän scheint die Aufspaltung von Sulfit, einem Konservierungsstoff in Nahrungsmitteln, zu begünstigen. Menschen, die sich viel von raffinierten, verarbeiteten Nahrungsmitteln bzw. Fertigprodukten (die sulfithaltig sind) ernähren, sollten vorsichtshalber zusätzlich Molybdän einnehmen.

## THERAPEUTISCHER NUTZEN

Es ist unwahrscheinlich, dass ein großer Teil der Bevölkerung Molybdän als Nahrungsergänzung benötigt. Allerdings sollten alle Menschen, die sich vorwiegend von Fertigprodukten ernähren (also zu wenig Getreide und Gemüse zu sich nehmen), Multimineralstoff-Präparate mit Molybdän einnehmen. Doch die Präparate können auch für Getreide- und Gemüseesser wichtig sein, vor allem wenn diese Nahrungsmittel auf molybdänarmen Böden oder in Gegenden mit weichem Wasser, dem der Mineralstoff fast ganz fehlt, angebaut wurden. Ernährungsbedingte Molybdän-Mangelsymptome sind nicht bekannt.

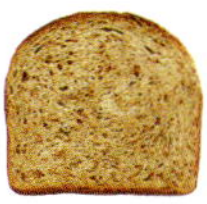

VOLLKORN-BROT

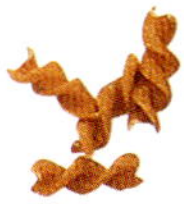

VOLLKORN-NUDELN

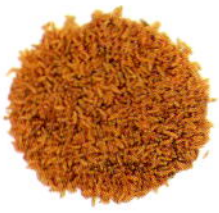

NATURREIS

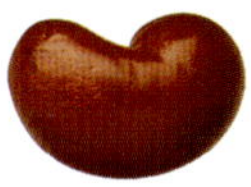

NIEREN

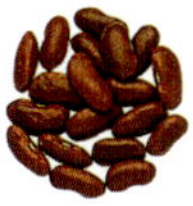

KIDNEY-BOHNEN

# NATRIUM

Zur Therapie bei längerem Durchfall und Erbrechen

Kann bei nächtlichen Muskelkrämpfen helfen

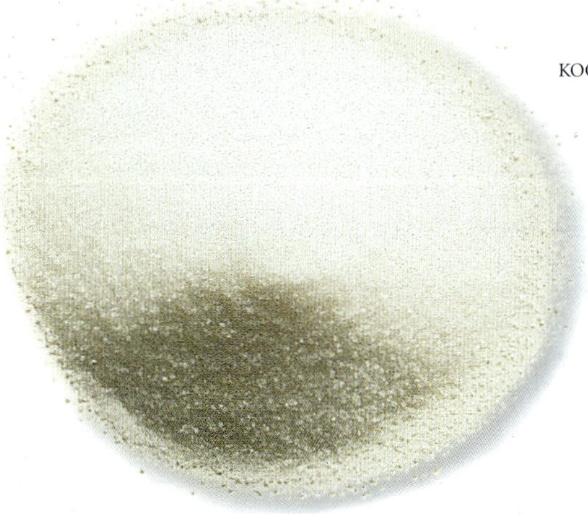

KOCHSALZ

## CHEMISCHER NAME

- NATRIUMCHLORID

## DARREICHUNGSFORMEN

- TABLETTEN

## EMPFOHLENE TAGESDOSIS FÜR ERWACHSENE

- KEINE ANGABEN

## WIRKUNGSWEISE

Etwa 120 mg Natrium wurden im menschlichen Körper nachgewiesen, davon etwa ein Drittel im Knochengerüst; die übrigen zwei Drittel finden sich in den Körperflüssigkeiten (die die Zellaußenwände umspülen) sowie in den Nerven und Muskeln. Natrium sorgt für einen ausgeglichenen Wasserhaushalt und damit für eine optimale Säure-Basen-Balance. Mit Hilfe des Natriums nehmen die Zellwände Nährstoffe aus dem Blut auf und können Muskeln optimal kontrahieren.

### RESORPTIONSHILFEN

Natrium aus Speisen und Getränken wird meist problemlos resorbiert. 95 Prozent davon wandern vom Darm direkt ins Blut.

### RESORPTIONSHEMMER

Übermäßige Kaliumzufuhr *(siehe Seite 66–67)* kann die Natriumspeicher im Körper leeren.

## HAUPTQUELLEN FÜR NATRIUM – in mg/100 g Nahrungsmittel

SPEISESALZ
38 850 mg/100 g

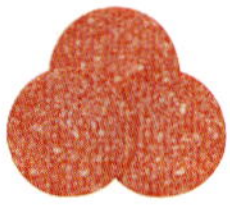

SALAMI
1 850 mg/100 g

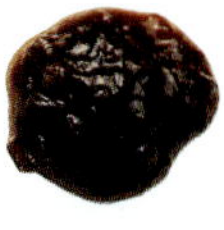

ESSIGGEMÜSE
1 700 mg/100 g

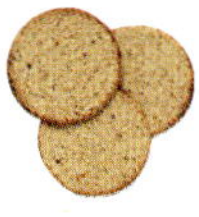

HAFERKEKSE
1 230 mg/100 g

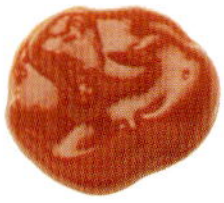

TOMATEN-KETCHUP
1 120 mg/100 g

## EINNAHME DER PRÄPARATE

Es gibt keine empfohlene Tagesdosis. Die notwendige tägliche Menge kann jedoch leicht gedeckt werden. Sie entspricht zum Beispiel einer Scheibe Schinken (25 g). Sollten Natrium-Präparate dennoch in Frage kommen, dann nur unter ärztlicher Kontrolle bei Hitzekollaps, niedrigem Blutdruck und Muskelkrämpfen. Verfechter der Optimalwerte empfehlen täglich 2 400 mg Salz.

### VORSICHTSMASSNAHMEN

Hohe Natriummengen stören das Kaliumgleichgewicht. Sie führen zu Flüssigkeitsansammlungen und Bluthochdruck. Eine Überdosis kann tödlich sein.

## THERAPEUTISCHE ANWENDUNG

● **DURCHFALL**
Anhaltendes Erbrechen und Durchfall senken den Natriumspiegel. Mit Hilfe spezieller isotonischer Getränke und Infusionen lässt sich das meist ausgleichen. Isotonische Getränke enthalten den gleichen Natrium- und Kaliumgehalt wie die Blutflüssigkeit und füllen daher den Spiegel im Blut rasch wieder auf.

● **RASCHER FLÜSSIGKEITSERSATZ**
Die auf dem Markt angebotenen isotonischen Sportgetränke enthalten Natrium für eine erhöhte Wasserzufuhr und Rehydrierungsrate während des Trainings und danach.

● **MUSKELKRÄMPFE**
Bei niedrigem Natriumspiegel können nachts Muskelkrämpfe auftreten. Etwas mehr Natriumchlorid (Kochsalz) in den Speisen kann das beheben.

● **AUGENTROPFEN**
Natriumchlorid ist die Basis für Lösungen wie Augentropfen und künstliche Tränen. Mit Hilfe von Natrium werden die künstlichen Tränen in ihrer Zusammensetzung den natürlichen sehr ähnlich.

● **HITZEKOLLAPS**
Salztabletten und Wasser sind unerlässlich, damit nach einem Kollaps infolge sehr anstrengender körperlicher Tätigkeiten oder hoher Temperaturen der Wasserhaushalt bald wieder ausgeglichen werden kann.

## THERAPEUTISCHER NUTZEN

Der größte Teil der Bevölkerung benötigt keine Präparate, da durch die Ernährung, insbesondere durch industriell verarbeitete Nahrungsmittel, reichlich Salz zugeführt wird. Schwere körperliche Anstrengungen führen bei großer Hitze zu starkem Schwitzen, wobei Natrium ausgeschwemmt wird. Dieser Verlust muss durch Salztabletten ersetzt werden. Bei lang anhaltenden Durchfällen oder Erbrechen geht ebenfalls viel Natrium verloren. Bei niedrigem Natriumspiegel im Körper kommt es zu Wasserentzug (Dehydrierung). Typische Zeichen sind:

- SCHWINDEL
- NIEDRIGER BLUTDRUCK
- MUSKELKRÄMPFE
- ÜBELKEIT UND ERBRECHEN
- HITZEKOLLAPS
- KONZENTRATIONSSCHWÄCHE
- KOPFSCHMERZEN
- APPETITMANGEL

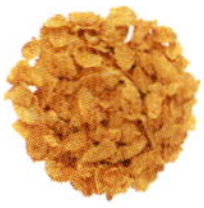

CORNFLAKES
1 110 mg/100 g

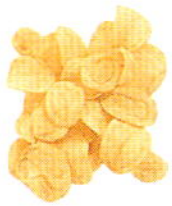

KARTOFFELCHIPS
1 070 mg/100 g

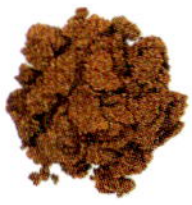

KLEIE
1 000 mg/100 g

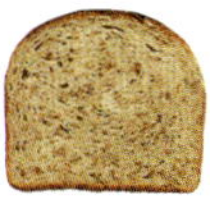

VOLLKORNBROT
550 mg/100 g

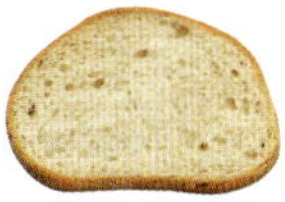

WEISSBROT
520 mg/100 g

# Phosphor

Für starke Knochen und Zähne ◆ Zur Heilung von Knochenbrüchen ◆ Kann bei Diabetikern Müdigkeit verringern

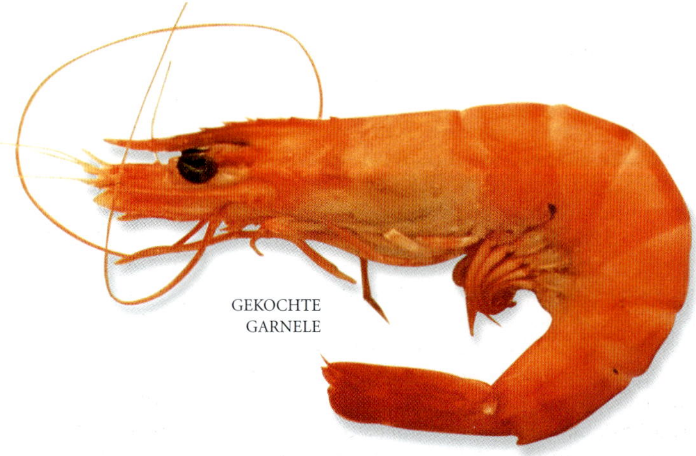

GEKOCHTE GARNELE

### CHEMISCHE NAMEN

- CALCIUMPHOSPHAT
- NATRIUMPHOSPHAT

### DARREICHUNGSFORMEN

- TABLETTEN
- KAPSELN
- PULVER
- FLÜSSIGKEIT

### EMPFOHLENE TAGESDOSIS FÜR ERWACHSENE

- 800 mg

## WIRKUNGSWEISE

Phosphor verbindet sich mit Calcium zu Calciumphosphat, das Knochen und Zähne stärkt und festigt. 85 Prozent des körpereigenen Phosphors lagert in den Skelettknochen, die restlichen 15 Prozent erfüllen andere lebenswichtige Aufgaben. Phosphor wird bei der Regulierung und Gewinnung der Energie aus Nahrungsfetten und -kohlenhydraten benötigt und ist an der Bildung der Struktur des genetischen Materials (DNA) und der Phospholipide, die in den Zellwänden vorhanden sind, beteiligt.

### RESORPTIONSHILFEN

Vitamin D verbessert die Resorption von Phosphor. Das richtige Verhältnis von Calcium zu Phosphor steigert ebenfalls die Resorptionsrate.

### RESORPTIONSHEMMER

Große Calciummengen können den Phosphorspiegel senken. Das ideale Einnahmeverhältnis von Calcium zu Phosphor

## HAUPTQUELLEN FÜR PHOSPHOR – in mg/100 g Nahrungsmittel

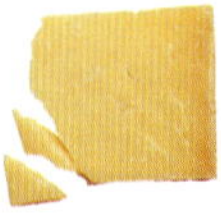

KÄSE
490 mg/100 g

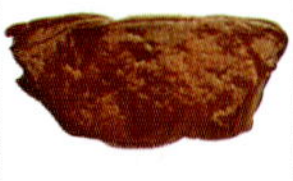

LEBER
470 mg/100 g

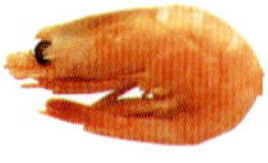

GARNELEN
350 mg/100 g

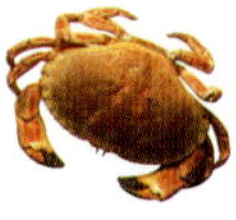

KREBSE
350 mg/100 g

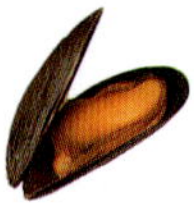

MUSCHELN
330 mg/100 g

beträgt 2:1. Überdosierungen von Magnesium und Aluminium sind Resorptionshemmer. Antacida, die Aluminium und Magnesiumhydroxid zur Kontrolle erhöhter Magensäureproduktion enthalten, senken bei Langzeiteinnahme den Phosphorspiegel.

## EINNAHME DER PRÄPARATE

Die empfohlene Tagesdosis (800 mg Phosphor) entspricht einem halben Liter Milch und einem Sandwich mit Cheddarkäse. Die sichere Obergrenze liegt für Lang- und Kurzzeitanwendungen bei 1 500 mg, ein Wert, dem die Verfechter der Optimalwerte zustimmen. Am besten verträglich sind Calciumphosphat und Natriumphosphat.

### VORSICHTSMASSNAHMEN

Colagetränke enthalten reichlich Phosphorsäure. Wer große Mengen konsumiert, dessen Calciumhaushalt wird gestört.

## THERAPEUTISCHE ANWENDUNG

### ● KNOCHENDICHTE

Jüngsten Forschungen zufolge spielt der Nahrungsphosphor eine entscheidende Rolle bei der Entwicklung der maximalen Knochendichte. Phosphat macht etwa die Hälfte des Knochengewichts aus und muss zur Erhaltung des Knochengerüsts ausreichend in der Ernährung enthalten sein. Die tägliche Einnahme von einem Gramm Phosphor kann den Heilungsprozess von Knochenbrüchen verkürzen und den Mineralstoffverlust ruhig gestellter Körperteile verringern.

### ● ALKOHOLMISSBRAUCH

Wer häufig große Mengen Alkohol trinkt, hat einen niedrigen Phosphorspiegel im Blut. Die Einnahme von Phosphor-Präparaten ist dann empfehlenswert. Phosphor-Präparate helfen auch beim Entzug.

### ● DIABETES MELLITUS

Hinweisen zufolge können Insulin-abhängige Diabetiker mit Hilfe von Phosphor-Präparaten ihre Müdigkeit verringern und die Krankheit besser in den Griff bekommen.

### ● NIERENSTEINE

Werden Orthophosphat-Präparate eingenommen, scheinen die Calciumwerte im Harn zu sinken und somit auch die Gefahr der Nierensteinbildung.

### ● KNOCHENBRUCHHEILUNG

Mit täglich 1 g Phosphor kann die Genesungszeit bei Knöchel- und Oberschenkelknochenfrakturen verkürzt werden.

## THERAPEUTISCHER NUTZEN

Wer langfristig Antacida verwendet oder große Mengen Alkohol trinkt, sollte Phosphor-Präparate einnehmen. Sie bewähren sich auch bei Morbus Crohn und schlecht eingestelltem Diabetes. Der große Teil der Bevölkerung leidet nicht an Phosphormangel, da mit der Ernährung der Bedarf abgedeckt wird. Zu den Anzeichen eines Phosphormangels gehören:

- GERINGE KNOCHENDICHTE
- KNOCHENERWEICHUNG
- SCHWÄCHE
- MÜDIGKEIT
- APPETITMANGEL
- ZUCKUNGEN
- MUSKELSPASMEN IN GESICHT, HÄNDEN, FÜSSEN

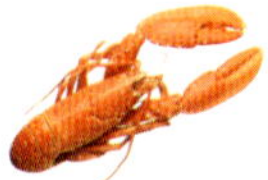

HUMMER
280 mg/100 g

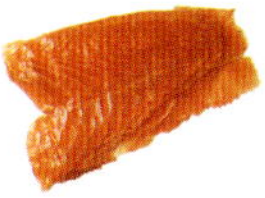

GERÄUCHERTER LACHS
250 mg/100 g

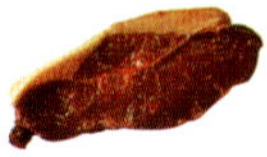

STEAK
170 mg/100 g

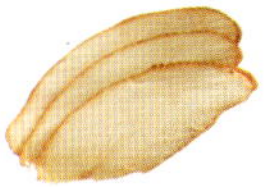

PUTENFLEISCH
220 mg/100 g

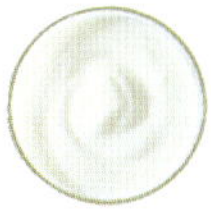

NATURJOGHURT
160 mg/100 g

# SELEN

Kann das Krebsrisiko senken ◆ Möglicher Schutz vor Herzleiden ◆ Stärkt das Immunsystem ◆ Hilfreich bei Akne

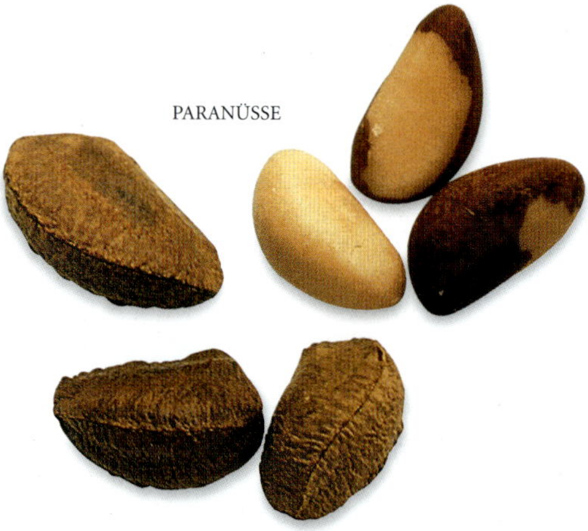


### CHEMISCHE NAMEN

- SELENO-L-METHIONIN
- NATRIUMSELENIT

### DARREICHUNGSFORMEN

- TABLETTEN
- KAPSELN

### EMPFOHLENE TAGESDOSIS FÜR ERWACHSENE

- KEINE ANGABEN

## WIRKUNGSWEISE

Selen gehört zum antioxidativen System, das die Körperzellen vor Schäden durch freie Radikale (Auslöser von Herzleiden und gewissen Krebsarten) schützt. Der Mineralstoff hilft Metalle wie Arsen und Blei im Organismus zu binden, die sonst als Gift wirken und Krankheiten auslösen. Selen ist auch an der Produktion gesunder Spermien und der Erhaltung der Prostatadrüse beteiligt.

### RESORPTIONSHILFEN

Die Vitamine A, C und E scheinen die Resorption von Selen zu begünstigen.

### RESORPTIONSHEMMER

Je nach Art der Ernährung, ihrer Verarbeitung und Zubereitung variiert die Verfügbarkeit der zugeführten Selenmengen. Sie hängt auch vom Gesundheitszustand der für die Resorption zuständigen Darmoberfläche ab. Zu viel Schwefel in der Kost behindert die Selenaufnahme. In stark

## HAUPTQUELLEN FÜR SELEN – in µg/100 g Nahrungsmittel

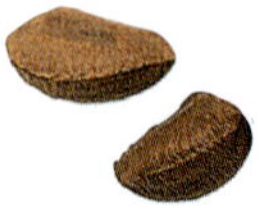

PARANÜSSE
1530 µg/100 g

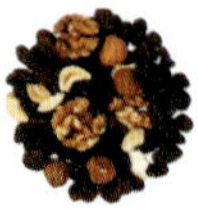

NUSSMIX UND ROSINEN
170 µg/100 g

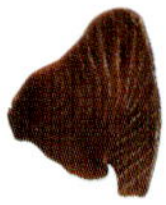

FRISCHER TUNFISCH
57 µg/100 g

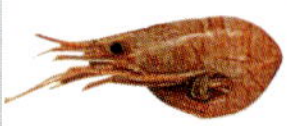

KRABBEN
49 µg/100 g

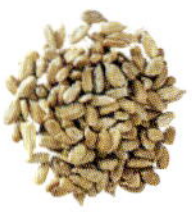

SONNENBLUMENKERNE
49 µg/100 g

industriell verarbeiteten Nahrungsmitteln kann Selen sogar ganz fehlen. Anorganisches Selen sollten Sie wegen der besseren Verwertbarkeit nicht zusammen mit Vitamin C einnehmen.

## EINNAHME DER PRÄPARATE

Eine empfohlene Tagesdosis liegt nicht vor. Offiziellen Referenzwerten zufolge wird jedoch von 75 µg Selen täglich ausgegangen, was vier bis fünf Paranüssen entspricht. Verfechter der Optimalwerte empfehlen täglich 100 µg. Selenomethionin, das an Eiweiß gebundene Selen, gilt als geeignetes Präparat.

### VORSICHTSMASSNAHMEN

In Dosen von täglich 3 200–6 700 µg (3,2 bis 6,7 mg) kann Selen giftig sein. Die Folgen sind trockenes, brüchiges Haar, Haarausfall und schlechter Atem. Keinesfalls sollten Sie täglich mehr als 200 µg einnehmen.

## THERAPEUTISCHE ANWENDUNG

**● AKNE**

Mit Hilfe von Selen wird das Enzym Glutathionperoxidase gebildet. In einer Studie an Menschen mit schwer pustulöser Akne und verminderter Glutathionperoxidase-Aktivität konnten mit Hilfe einer täglich verabreichten Kombination aus 200 µg Selen und 10 mg Vitamin E innerhalb von sechs bis zwölf Wochen Erfolge erzielt werden.

**● KREBS**

Bei Menschen, die sich selenreich ernähren, liegen die Krebsraten nachweislich niedriger als bei jenen mit anderer Ernährungsweise. In derzeit laufenden Studien wird geprüft, ob Selen-Präparate das Risiko für einige Krebsarten (besonders der Lunge, der Prostata, des Dickdarms, des Enddarms) verringern können.

**● IMMUNSYSTEM**

Sind die Selenwerte im Körper niedrig, können ansonsten harmlose Viren aktiv werden. Selen-Präparate aktivieren das Immunsystem.

**● HERZGESUNDHEIT**

Selen ist eine Hilfe fürs Herz, da es die Arterienwände vor den Angriffen freier Radikale schützt und dort die Ablagerung von Fett verringert.

## THERAPEUTISCHER NUTZEN

Meist liefert die tägliche Kost weniger als die Hälfte der empfohlenen 75 µg Selen. Europäisches Mehl (denken Sie an Brot) enthält sehr viel weniger Selen als z.B. kanadisches. Von einem Selen-Präparat würde ein Großteil der Bevölkerung profitieren und es käme auch Menschen zugute, bei denen eine familiäre Neigung für Herzleiden oder Krebs vorliegt. Desweiteren ist es für Vegetarier, Veganer, für Menschen, die eine Diät zum Abnehmen einhalten oder schon älter sind, aber auch für schwangere Frauen, stillende Mütter und für Raucher empfehlenswert. Zu den Anzeichen eines Mangels zählen:

- UNFRUCHTBARKEIT BEIM MANN
- SCHUPPEN
- SCHWACHE MUSKULATUR
- HÄUFIGE INFEKTIONEN
- ANZEICHEN VORZEITIGEN ALTERNS
- PROSTATA-PROBLEME

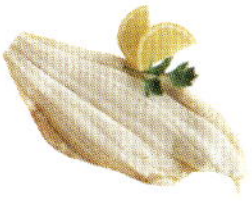

GEGRILLTE SCHOLLE
45 µg/100 g

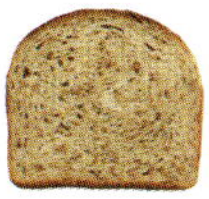

VOLLKORN-BROT
35 µg/100 g

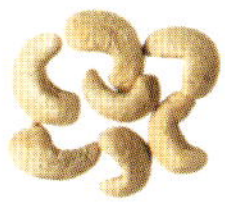

CASHEWKERNE
29 µg/100 g

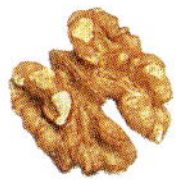

WALNÜSSE
19 µg/100 g

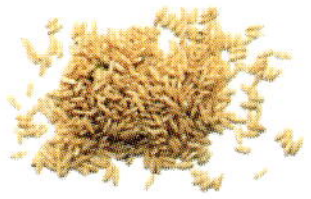

GESCHÄLTER REIS
4 µg/100 g

# SILICIUM

Bremst Alterungsprozesse ◆ Stärkt brüchige Nägel und sprödes Haar ◆ Kann das Herzerkrankungsrisiko senken

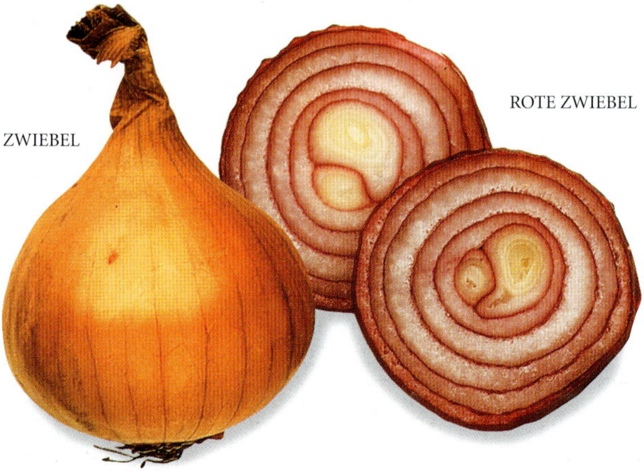

WEISSE ZWIEBEL

ROTE ZWIEBEL

### CHEMISCHE NAMEN

- SILICIUM
- KIESELERDE
- KIESELSÄURE

### DARREICHUNGSFORMEN

- KAPSELN
- TABLETTEN
- SCHACHTELHALM-KAPSELN/TABLETTE
- GEL

### EMPFOHLENE TAGESDOSIS FÜR ERWACHSENE

- UNBEKANNT

## WIRKUNGSWEISE

Derzeit wird noch erforscht, welche Rolle Silicium in der Ernährung spielt. Bekannt ist, dass der Siliciumgehalt in der Aorta (Hauptschlagader), Luftröhre, Lunge und im Bindegewebe am höchsten ist. Knochen enthalten auch Silicium. Es scheint den Geweben Stärke und Festigkeit zu geben und sie in gutem Zustand zu erhalten (z. B. die Arterien). Siliciumgaben spielen wahrscheinlich bei der Senkung des Herzerkrankungsrisikos eine Rolle: Der Siliciumspiegel in den Koronararterien sinkt nicht nur mit zunehmendem Alter, sondern auch mit der Entstehung einer Arteriosklerose. Das Spurenelement ist möglicherweise während des gesamten Lebens in den Frühstadien der Knochen- und Sehnen-Neubildung wichtig und scheint die Gewebe gesund zu erhalten. Es fördert das Haar- und Nagelwachstum und kann der Alzheimer-Krankheit und Osteoporose vorbeugen, da es den Auswirkun-

## HAUPTQUELLEN FÜR SILICIUM (keine Angaben)

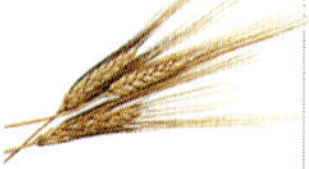

WEIZEN

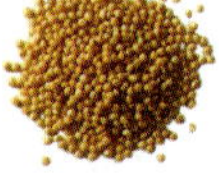

HIRSE

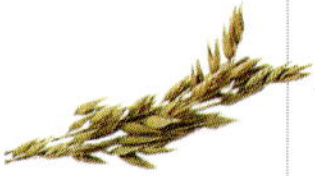

HAFER

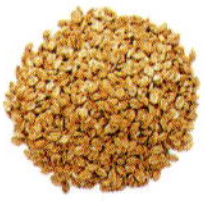

GERSTE

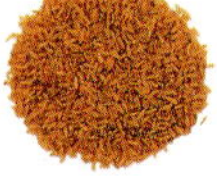

REIS

gen von Aluminium entgegensteuert.

### RESORPTIONSHILFEN

Der größte Teil des Siliciums (Kieselerde) aus der Nahrung wird nicht resorbiert. Anders ist es dagegen bei der Kieselsäure in Speisen und Getränken. Offenbar wird die Kieselsäure dank der im Körper anwesenden Mineralstoffe Bor, Calcium, Magnesium, Mangan und Kalium gut aufgeschlossen.

### RESORPTIONSHEMMER

Molybdänüberschüsse scheinen das für die Körpergewebe wichtige Silicium zu verringern.

## EINNAHME DER PRÄPARATE

Es gibt weder empfohlene Tagesdosen noch Referenzwerte. Schätzungen zufolge nehmen Menschen täglich zwischen 1,2 und 29 g auf. Inzwischen sind spezielle Silicium-Präparate auf dem Markt. Die Empfehlung einiger Ernährungswissenschaftler/innen lautet: drei Mal täglich 500 mg (0,5 g).

### VORSICHTSMASSNAHMEN

Giftige Auswirkungen von Silicium, die zu Lungenschäden führen, beschränken sich meist auf eingeatmete Quarzstaube aus der Kohlen-, Glas- und Keramikherstellung sowie der Sandstrahlung von Gestein.

## THERAPEUTISCHE ANWENDUNG

Wissenschaftlich wenig erforscht ist der therapeutische Nutzen der Silicium-Präparate. Studien und Nachweise verweisen auf therapeutische Erfolge bei:

**● HERZLEIDEN**
Wird bei zunehmendem Alter vermehrt Silicium eingenommen, hält dies die Arterienwände elastisch und vermindert das Herzerkrankungsrisiko in späteren Jahren.

**● SPRÖDES HAAR UND HAARAUSFALL**
Zusätzliche Gaben von täglich 10 ml Kieselsäure-Gel für 90 Tage besserten nachweislich sprödes Haar und brüchige Nägel. Kieselsäure soll auch Haarausfall verringern.

**● SCHLAFFE HAUT**
Silicium stärkt das Bindegewebe (z. B. Kollagen – der Bestandteil des Bindegewebes, der für straffe Haut sorgt). Wird mit der Ernährung ausreichend Silicium aufgenommen, kann die Faltenbildung verlangsamt werden.

**● VORZEITIGES ALTERN DER HAUT**
In einer Testserie verbesserte sich die Hautelastizität und verminderten sich Hautverdickungen (typisch für den Alterungsprozess): Für die Dauer von 90 Tagen wurden zwei Mal täglich 10 ml Kieselsäure als Gel direkt auf die Haut aufgetragen; Einwirkzeit zehn Minuten.

**● MAGENBERUHIGUNG**
Kieselsäure-Gel kann die Verdauung verbessern. Das Gel bedeckt die Magenwand und entzieht der Nahrung Gifte und Reizstoffe, die ausgeschieden werden.

### THERAPEUTISCHER NUTZEN

Ein Siliciummangel äußert sich nicht in klaren Symptomen. Eventuelle Anzeichen für einen erhöhten Bedarf sind:

- SICH ABLÖSENDE NÄGEL
- WEISSE FLECKEN AUF DEN NÄGELN
- OSTEOPOROSE
- FALTIGE HAUT
- SPRÖDES HAAR

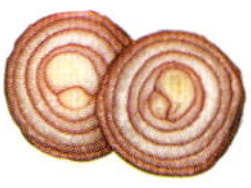
ZWIEBELN

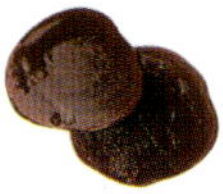
ROTE BETE

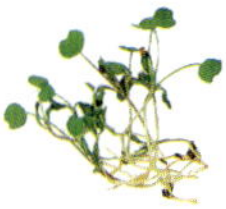
ALFALFA

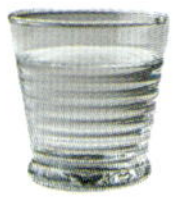
HARTES WASSER

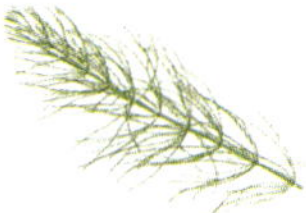
SCHACHTELHALM

# SCHWEFEL

Fördert gesunde Gelenke, starkes Haar und feste Nägel

Lindert Allergien ◆ Hilfreich für die Entgiftung

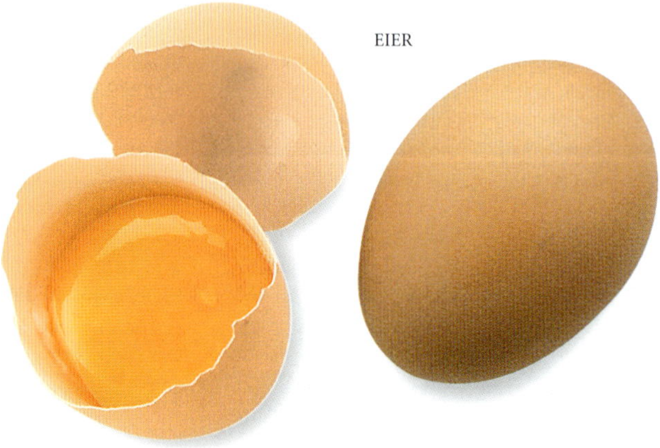

EIER

### CHEMISCHER NAME

- SULFUR

### DARREICHUNGSFORMEN

- METHYLSULFONYLMETHAN

### EMPFOHLENE TAGESDOSIS FÜR ERWACHSENE

- KEINE ANGABEN

## WIRKUNGSWEISE

Jede Körperzelle enthält Schwefel. Dieser elementare Mineralstoff ist wichtig für die Bildung von Keratin, ein Eiweiß, das die gesunde Struktur von Haut und Haar mitgestaltet. Schwefel hilft, die Zwischenknorpel der Knochen, die Sehnen (sie verbinden die Muskeln mit den Knochen) und die Knochenstruktur richtig auszubilden. Zudem ist er für die Bildung des Hormons Insulin unentbehrlich, das die Blutzuckerwerte reguliert; aber auch zur Bildung von Heparin, ein Wirkstoff, der die Blutgerinnung hemmt. Schwefel sorgt für ein gesundes Fortpflanzungssystem und für die Auskleidungen der Arterien und Venen mit Schleimhaut. Ohne Schwefel gäbe es keine Entgiftung von Alkohol, Cyanid (Salz der Blausäure), das mit der Nahrung aufgenommen wird, von eingeatmeten Schadstoffen aus der Luft und Tabakrauch. Im Entgiftungsprozess verbindet sich der Schwefel mit der

## HAUPTQUELLEN FÜR SCHWEFEL (keine Angaben)

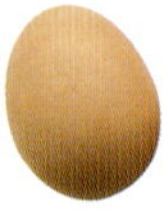

EIER

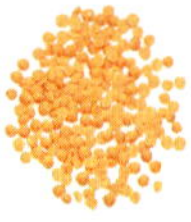

LINSEN

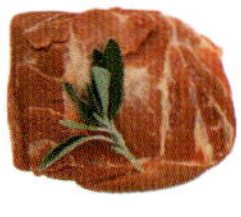

SCHWEINEFLEISCH

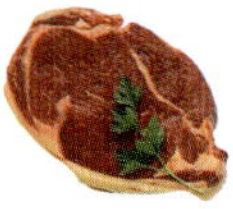

RINDFLEISCH

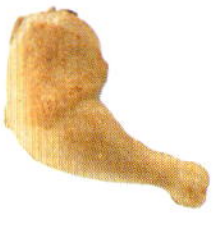

HÜHNERFLEISCH

jeweils giftigen Substanz und wird über den Urin ausgeschieden.

### RESORPTIONSHILFEN

Bestimmte Aminosäuren enthalten Schwefel. In dieser Form wird der Mineralstoff besonders gut aufgenommen. Vitamin E hält den Schwefel intakt und stellt den Zellen Aminosäuren zur Verfügung.

### RESORPTIONSHEMMER

Ist die Ernährung reich an Kupfer, können sich Überschüsse mit Schwefel verbinden, der dann schwerer verwertbar wird.

## EINNAHME DER PRÄPARATE

In Nahrungsergänzungsmitteln kommt meist kein Schwefel vor. Er ist in Salben und Cremes enthalten, mit denen Hautprobleme sehr wirksam behandelt werden können. Sulfat, eine der chemischen Formen von Schwefel, kommt in Chondroitin-Präparaten vor.

### VORSICHTSMASSNAHMEN

Schwefel als Eiweißbestandteil ist ungiftig. Allerdings sind Sulfatverbindungen nicht empfehlenswert: z. B. Natriumsulfat (als Verdünner verwendeter Nahrungsmittelzusatz), Kaliumsulfat (Kochsalzersatz) sowie Calcium- und Magnesiumsulfat (geben Nahrungsmitteln eine festere Struktur).

## THERAPEUTISCHE ANWENDUNG

**● GESUNDE GELENKE**
Das Chondroitin in den Gelenkknorpeln zieht Flüssigkeit für die Gelenkzellen an, die als Gleitmittel fungiert und die Knochen beweglich hält. Der Wirkstoff arbeitet auch mit Glucosamin, um Kollagen und andere Knorpelbausteine aufzufüllen. Verschiedene Studien belegen, dass Menschen mit Arthritis, die mit Chondroitinsulfat-Präparaten behandelt wurden, von Schmerzlinderung und einer besseren Gelenkbeweglichkeit berichteten – eine mögliche Folge der Knorpelneubildung.

**● ENTGIFTUNG**
Ausreichende Mengen Schwefel aus der Nahrung helfen dem Organismus bei der Entgiftung von Alkohol, Umweltschadstoffen und Substanzen wie Cyanid.

**● GESUNDES HAAR UND FESTE NÄGEL**
Die ausreichende Schwefelzufuhr fördert Wachstum und Erhaltung gesunder Haare und fester Nägel.

**● SCHMERZLINDERUNG BEI ARTHRITIS**
Versuche mit intravenös gespritzten Schwefel-Präparaten führten zu Schmerzrückgang bei Osteoarthritis und rheumatoider Arthritis.

**● BESSERUNG BEI ALLERGIE**
Wenn zwei 1000-mg-Tabletten des organischen Schwefel-Präparats Methylsulfonylmethan mit Vitamin C und Bioflavonoiden kombiniert werden, scheint das Allergien zu verbessern.

### THERAPEUTISCHER NUTZEN

Eine ausgewogene Ernährung mit genügend Eiweiß macht Schwefel-Präparate entbehrlich. Menschen mit Arthritis können auf Präparate mit Chondroitinsulfat zurückgreifen.

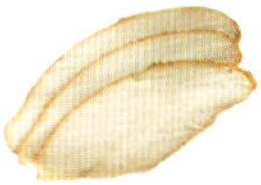
PUTENFLEISCH

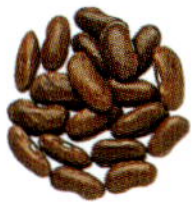
KIDNEY-BOHNEN

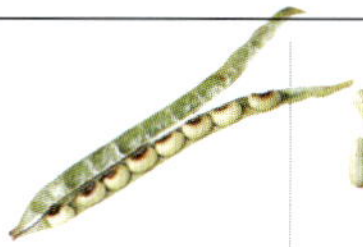
AUGEN-BOHNEN

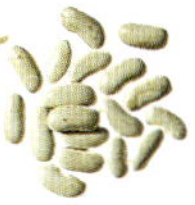
GEBACKENE BOHNEN

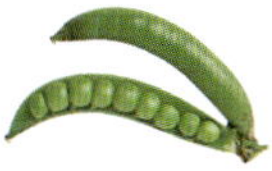
ERBSEN

# ZINK

Kann Akne bessern ◆ Senkt Beschwerden bei Prostatavergrößerung ◆ Verbessert die Wundheilung

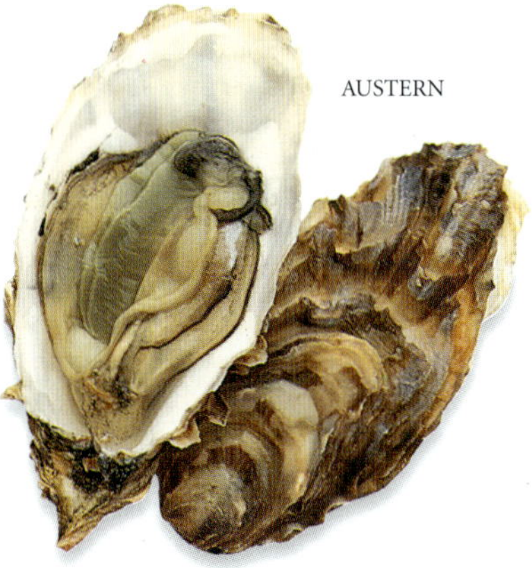

AUSTERN

## CHEMISCHE NAMEN

- ZINKPICOLINAT
- ZINKGLUCONAT
- ZINKASPARTAT

## DARREICHUNGSFORMEN

- TABLETTEN
- KAPSELN
- PASTILLEN

## EMPFOHLENE TAGESDOSIS FÜR ERWACHSENE

- 15 mg

## WIRKUNGSWEISE

Im Körper werden etwa 1,5–2,5 g Zink auf die Organe, Gewebe, Körperflüssigkeiten und Sekrete verteilt. Zink ist für die optimale Arbeit von über 70 Enzymen unentbehrlich, die an umfangreichen Reaktionen im Körper beteiligt sind. Beim Wachstum von Kindern spielt das Spurenelement eine ebenso große Rolle wie bei der Produktion gesunder Spermien. Zink dient dem Immunsystem und der Wundheilung. Es unterstützt die Entgiftung schädlicher Metalle wie Cadmium und Blei und hält Sehen, Riechen und Schmecken intakt. Auch für die Insulinfreisetzung ist Zink wichtig.

### RESORPTIONSHILFEN

Genügend Nahrungseiweiß verbessert die Zinkwerte im Körper.

### RESORPTIONSHEMMER

Ballaststoffe in Getreide und Phytate in Hülsenfrüchten und Spinat hemmen die Zinkaufnahme und die Aufnahme von zu

## HAUPTQUELLEN FÜR ZINK – in mg/100 g Nahrungsmittel

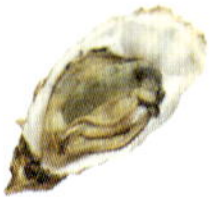

AUSTERN
59,2 mg/100 g

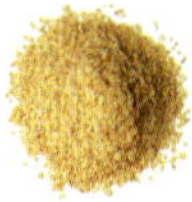

WEIZENKEIME
17 mg/100 g

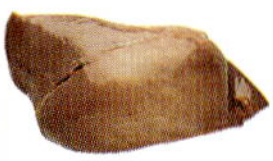

KALBSLEBER
7,8 mg/100 g

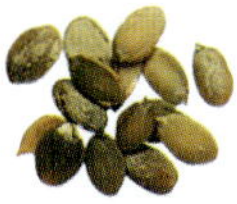

KÜRBISKERNE
6,6 mg/100 g

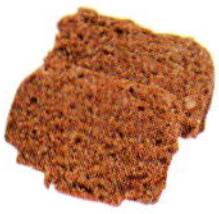

CORNED BEEF
5,6 mg/100 g

viel Phosphor. Die »Pille« kann den Zinkspiegel senken, und Tetracyclin beeinträchtigt die Zinkresorption.

## EINNAHME DER PRÄPARATE

Die empfohlene Tagesdosis (15 mg Zink) entspricht 12 g Steak. Verfechter der Optimalwerte empfehlen täglich 15 bis 20 mg, für therapeutische Zwecke bis zu 50 mg täglich. Die sichere Obergrenze liegt für Langzeitanwendungen bei 15 mg und für Kurzzeitanwendungen bei 50 mg. Der Körper toleriert Zink-Präparate in Form von Zinkgluconat gut. Alle Präparate sollten Sie zu den Mahlzeiten einnehmen, um Übelkeit zu vermeiden.

### VORSICHTSMASSNAHMEN

Langzeiteinnahmen von täglich 50–300 mg Zink können die Aufnahme von Eisen und Kupfer beeinträchtigen und zu Defiziten dieser Stoffe führen. Bei Zufuhr von 2 000 mg (2 g) oder mehr sind Symptome wie Übelkeit, Erbrechen, Unterleibsschmerzen und Fieber möglich. Bei Leber- oder Darmschäden sollten Sie vor der Einnahme mit Ihrer Ärztin sprechen.

## THERAPEUTISCHE ANWENDUNG

**● AKNE**
Studien zufolge haben manche Menschen mit Akne niedrige Zinkwerte. Tägliche Gaben von 200 mg Zinkgluconat (entspricht 30 mg Zink) hemmen Entzündungen.

**● GESUNDE PROSTATA UND SPERMIEN**
Die Einnahme von täglich 30 mg Zink kann Beschwerden bei gutartiger Prostatahyperplasie (wie häufigen Harndrang) verbessern. Eine ausreichende Zinkzufuhr begünstigt die Fruchtbarkeit des Mannes, da Zink die Aktivität der Spermien dämpft, bis sie die weiblichen Fortpflanzungsorgane erreichen.

**● EKZEME**
Menschen, die unter Ekzemen leiden, haben niedrige Zinkspiegel im Blut. Täglich verabreichte mäßige Gaben eines Präparats können das Leiden innerhalb von sechs Wochen deutlich verbessern.

**● WUNDHEILUNG**
Eine verzögerte Wundheilung ist meist auf einen Zinkmangel zurückzuführen und kann durch die tägliche Einnahme von Zink verbessert werden.

## THERAPEUTISCHER NUTZEN

Zink-Präparate helfen besonders bei Akne, Ekzemen, nach Operationen, starken Verbrennungen, Menschen über 55 Jahre, Männern mit gutartiger Schwellung der Prostatadrüse (Prostatahyperplasie), bei Erkältungen und bestimmten Diäten. Zu den Anzeichen eines Zinkmangels gehören:

- VERZÖGERTES WACHSTUM IN DER KINDHEIT
- VERZÖGERTE PUBERTÄT
- TROCKENE, RAUE HAUT
- EKZEME
- HÄUFIGE INFEKTIONEN
- APPETITMANGEL
- GESCHMACKSVERLUST
- DURCHFALL
- BEEINTRÄCHTIGTES RIECHEN UND SEHEN
- KONZENTRATIONSMANGEL
- VERLANGSAMTES HAAR- UND NAGELWACHSTUM

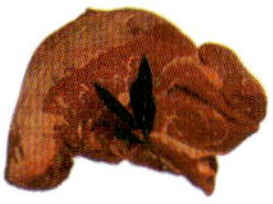

ROASTBEEF
5,5 mg/100 g

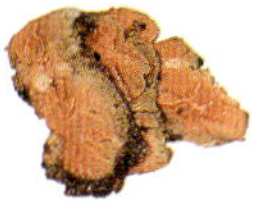

MAGERER LAMMBRATEN
5,3 mg/100 g

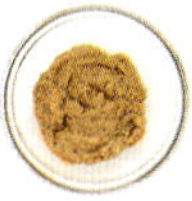

KRABBEN AUS DER DOSE
5,0 mg/100 g

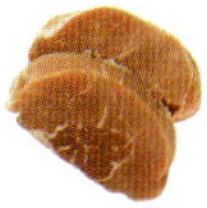

SCHWEINELENDE
3,5 mg/100 g

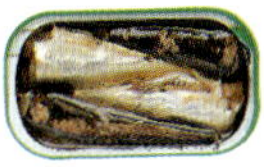

ÖLSARDINEN
3,0 mg/100 g

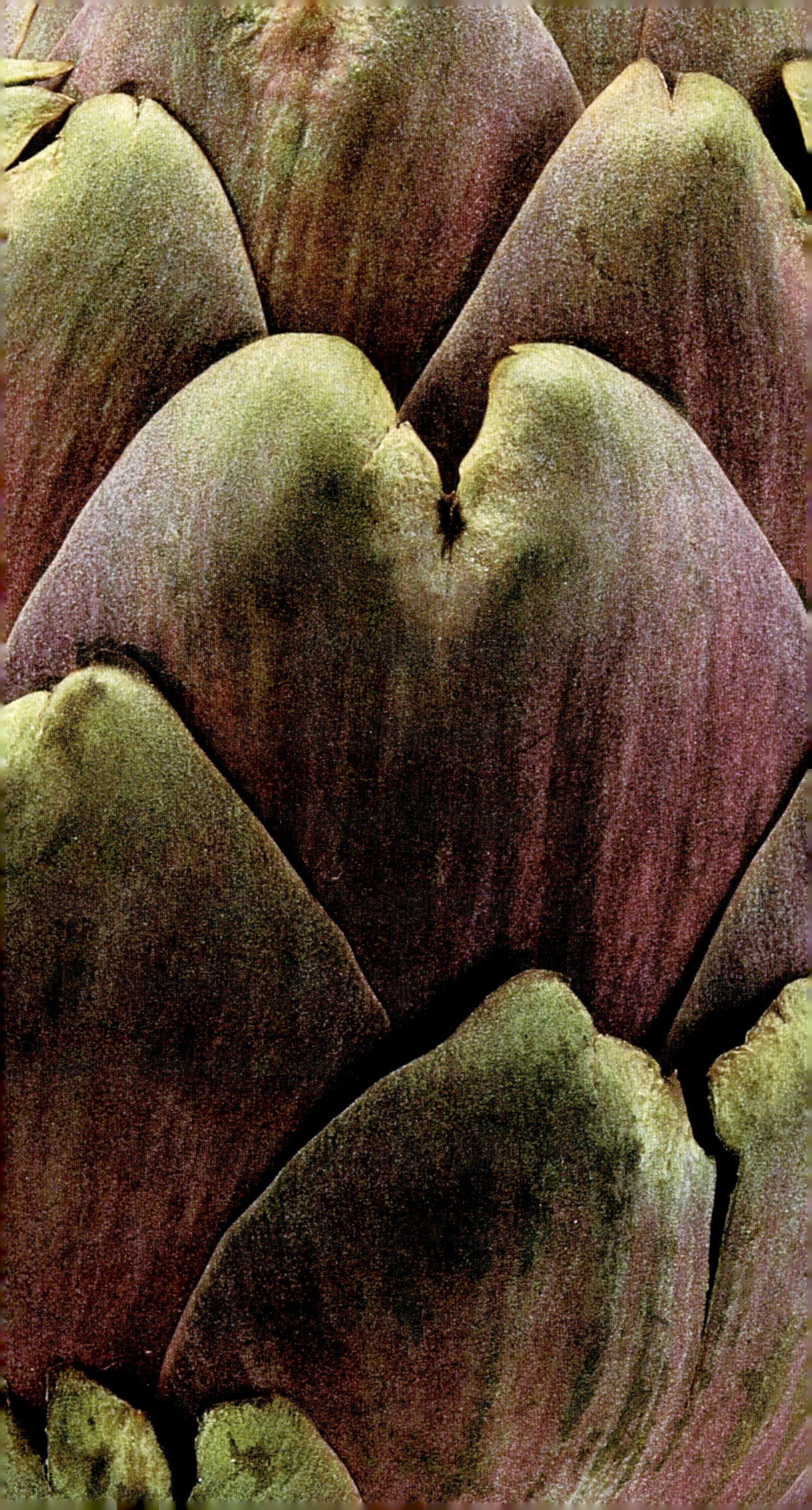

# Weitere Präparate

Heilbehandlungen mit Pflanzen sind nichts Neues. Neu hingegen ist das zunehmende Interesse der Wissenschaft und Medizin. Untersuchungen belegen die Heilkraft der Pflanzen und erforschen neue Pflanzenstoffe.

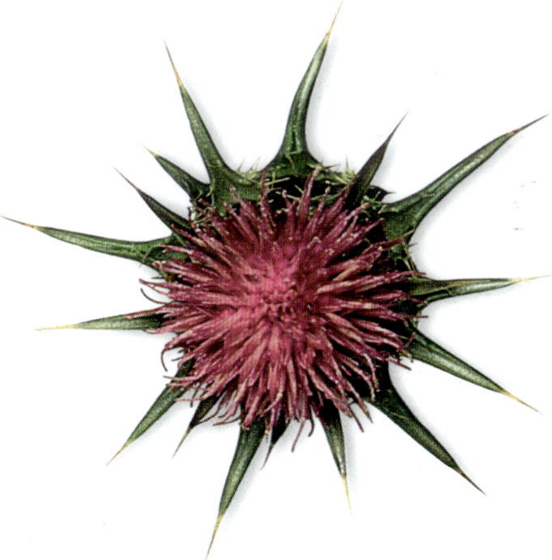

# ARTISCHOCKE

Kann das Herzerkrankungsrisiko senken ◆ Schützt vor Leberleiden ◆ Erleichtert die Verdauung

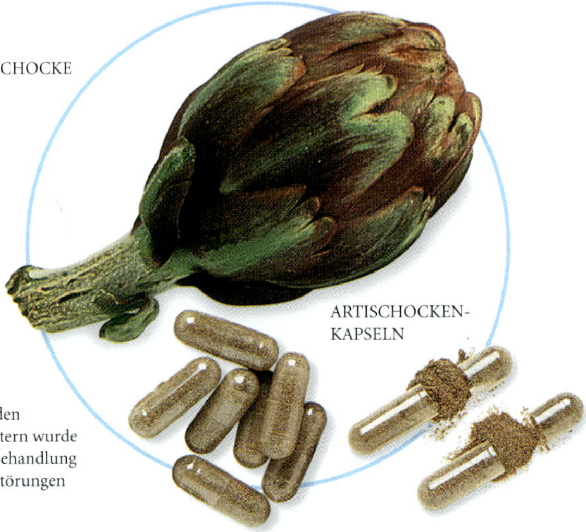

ARTISCHOCKE

ARTISCHOCKEN-KAPSELN

ARTISCHOCKE
Der Extrakt aus den Artischockenblättern wurde traditionell zur Behandlung von Verdauungsstörungen verwendet.

## DARREICHUNGSFORMEN

- TINKTUREN
- KAPSELN

## EMPFOHLENE TAGESDOSIS FÜR ERWACHSENE

- 1–2 x 320-mg-KAPSELN

## BITTE BEACHTEN

**Menschen, die auf Artischocken allergisch reagieren, sowie schwangere und stillende Frauen sollten die Präparate meiden.**

## WIRKUNGSWEISE

Die aktiven und für die Reaktionen im Organismus verantwortlichen Wirkstoffe des Artischockenextrakts sind: Cynaroside (wie Aglykon, Luteolin) und die Antioxidantien Kaffeesäure, Cynarin und Chlorogensäure. Die Substanzen scheinen die Leber zu schützen und den Fluss der Gallensäure anzuregen. Die Gallenblase gibt Gallensaft ab, der im Verdauungstrakt die Fette aufschließt und den Fettstoffwechsel fördert. Diese aktiven Wirkstoffe scheinen die Produktion des ungünstigen Cholesterins (LDL) zu hemmen.

## THERAPEUTISCHE ANWENDUNG

**● HERZKRANKHEITEN**
Da der Artischockenextrakt die LDL-Cholesterinbildung hemmt, trägt er zur Senkung des Arteriosklerose- und Herzerkrankungsrisikos bei.

**● VERDAUUNGSSTÖRUNGEN**
Artischockenextrakte aktivieren Leber und Gallenblase, die dann Fett und Alkohol besser verarbeiten können. Die Präparate bewähren sich auch nach üppigen Mahlzeiten.

**● LEBERGESUNDHEIT**
Die antioxidativen Eigenschaften der Artischocke schützen auch vor Leberschäden.

# BIOFLAVONOIDE

Gegen Asthma ◆ Heilung von Herpes simplex und Zahnfleischbluten ◆ Verzögern die Hautalterung

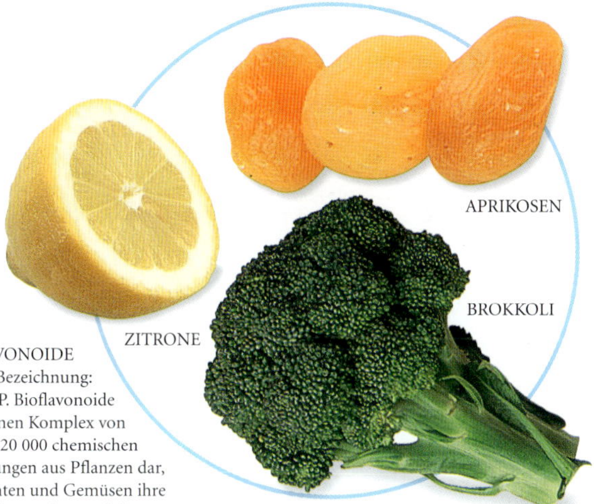


BIOFLAVONOIDE
Frühere Bezeichnung: Vitamin P. Bioflavonoide stellen einen Komplex von mehr als 20 000 chemischen Verbindungen aus Pflanzen dar, die Früchten und Gemüsen ihre leuchtenden Farben verleihen.

## DARREICHUNGSFORMEN

- TABLETTEN
- KAPSELN

## EMPFOHLENE TAGESDOSIS FÜR ERWACHSENE

EINNAHMEMENGEN VON 1 000 mg SIND SICHER

## BITTE BEACHTEN

**Bioflavonoide sind natürliche Substanzen, die praktisch ungiftig sind.**

## WIRKUNGSWEISE

Pflanzen verfügen über tausende von Bioflavonoiden. Im Körper verhindern sie die Zerstörung von Vitamin C und verbessern den Nährstofftransport zu den Zellen. Einige sind Antioxidantien mit Schutzfunktion gegen Krebs, andere wirken entzündungs- und infektionshemmend. In arzneilichen Dosen verabreicht, blockieren sie bestimmte Enzymaktivitäten und beugen grauem Star vor.

### THERAPEUTISCHE ANWENDUNG

**● ASTHMA**
Synthetische Bioflavonoide, die bei Asthma eingesetzt werden, imitieren die entzündungshemmende Wirkung der natürlichen Substanzen.

**● HERPES SIMPLEX**
Die Abheilung von Herpes beschleunigt sich, wenn 100 mg eines Bioflavonoid-Präparats zusammen mit 100 mg Vitamin C verabreicht werden.

**● ZAHNFLEISCHBLUTEN**
Das Bioflavonoid Rutin stärkt kleinste Blutgefäße. Mit Vitamin C lassen sich Zahnfleischbluten und Krampfadern behandeln.

**● ALTERUNGSPROZESSE**
Eine an Bioflavonoiden reiche Ernährung verbessert die Elastizität der Haut und verlangsamt ihren Alterungsprozess.

# TRAUBENSILBERKERZE

Zur Schmerzbekämpfung ◆ Kann Atembeschwerden lindern ◆ Bringt Erleichterung bei rheumatoider Arthritis

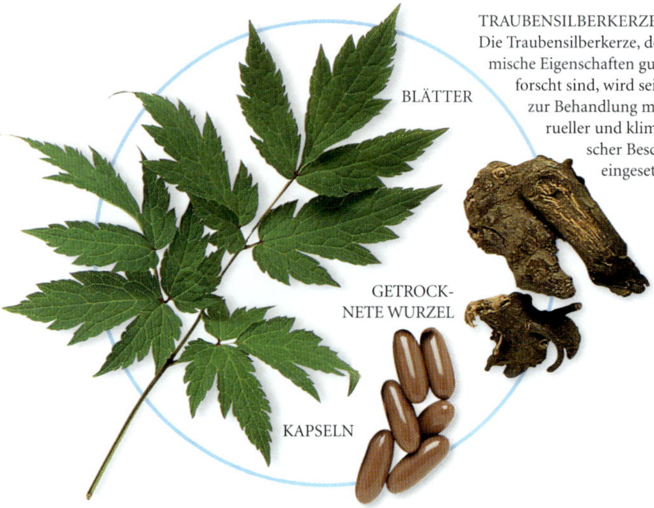


TRAUBENSILBERKERZE
Die Traubensilberkerze, deren chemische Eigenschaften gut erforscht sind, wird seit langem zur Behandlung menstrueller und klimakterischer Beschwerden eingesetzt.

## DARREICHUNGSFORMEN

- KAPSELN
- TABLETTEN
- TINKTUR

## EMPFOHLENE TAGESDOSIS FÜR EWACHSENE

- 10–30 TROPFEN TINKTUR TÄGLICH IN WASSER/TEE
- 1 x TÄGLICH 40-mg-KAPSEL ODER -TABLETTE

## BITTE BEACHTEN

**Nicht während Schwangerschaft oder Stillzeit einnehmen. In geringen Gaben unter ärztlicher Aufsicht kurz vor der Geburt, um die Wehen zu erleichtern. Keine Langzeitanwendungen, die sechs Monate überschreiten.**

## WIRKUNGSWEISE

Da Traubensilberkerze bestimmte Hormonaktivitäten hemmt, unterstützt sie das Wohlbefinden in den Wechseljahren. Außerdem hat sie antirheumatische, beruhigende und Krampf lösende Eigenschaften. Sie enthält den Schmerz stillenden Wirkstoff Salizylsäure.

### THERAPEUTISCHE ANWENDUNG

**● ARTHRITIS**
Traubensilberkerze kann die Beschwerden von Ischias und rheumatoider Arthritis lindern.

**● SCHMERZLINDERUNG**
Die Traubensilberkerze ist ein wirksames Schmerzmittel, das bei Menstruationsbeschwerden, PMS und beim Geburtsvorgang eingesetzt wird.

**● MENOPAUSE**
Die Pflanze hilft bei Wechseljahresbeschwerden wie Nervosität, Hitzewallungen und Schlaflosigkeit.

**● ATEMBESCHWERDEN**
In der Pflanzenheilkunde wird Traubensilberkerze gegen Asthmahusten, Keuchhusten und Bronchitis eingesetzt.

**● TINNITUS UND KOPFSCHMERZ**
Auch Klingel- oder Summgeräusche im Ohr (Tinnitus) werden mit Traubensilberkerze behandelt.

# CAROTINOIDE

Schutz vor altersbedingter Erblindung ◆ Vermindern das Herzerkrankungsrisiko ◆ Können das Krebsrisiko senken

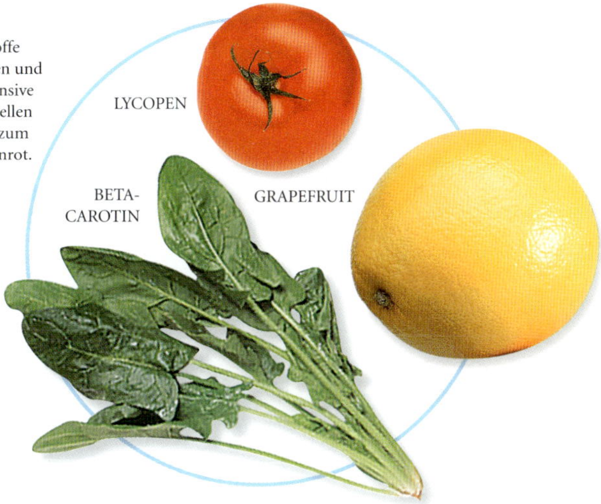


CAROTINOIDE
Diese Pflanzenstoffe verleihen Früchten und Gemüse ihre intensive Färbung – vom hellen Zitronengelb bis zum kräftigen Tomatenrot.

## DARREICHUNGSFORMEN

- KAPSELN
- TABLETTEN

## EMPFOHLENE TAGESDOSIS FÜR ERWACHSENE

- 6–20 mg LUTEIN
- 3–6 mg GEMISCHTE CAROTINOIDE
- 6–10 mg LYCOPEN ZU DEN MAHLZEITEN
- 30–130 mg ZEAXANTHIN

## BITTE BEACHTEN

**Hochdosierte Gaben von Beta-Carotin erhöhen bei starken Rauchern das Risiko, an Lungenkrebs zu erkranken.**

## WIRKUNGSWEISE

Durch ihre antioxidativen Eigenschaften inaktivieren Carotinoide überschüssige freie Radikale, die das Krebs- und Herzerkrankungsrisiko erhöhen. Carotinoide enthalten Alpha- und Beta-Carotin, Cryptoxanthin, Lycopen und Zeaxanthin. Das Beta-Carotin der Karotte hilft dem Auge, sich an die Dunkelheit anzupassen und wird bei Bedarf in Vitamin A umgewandelt; Zuckermais und Spinat hingegen enthalten das gelbe Lutein, das die Gefahr einer Makuladegeneration senkt. Carotinoide erhöhen den Schutz der Haut vor schädlichen UV-Strahlen.

## THERAPEUTISCHE ANWENDUNG

**● ALTERSBLINDHEIT**
Lutein und Zeaxanthin schützen vor altersbedingter Blindheit.

**● KREBSPROPHYLAXE**
Grünes, gelbes und oranges Gemüse senkt vor allem das Risiko für Lungen- oder Magenkrebs.

**● HERZKRANKHEIT**
Herzkrankheiten sind seltener, wenn Tomaten und Tomatenprodukte Bestandteil der Ernährung sind.

**● GEBÄRMUTTERHALSKREBS**
Cryptoxanthin in Pfirsichen, Orangen und Papayas beugt Gebärmutterhalskrebs vor.

# CHITOSAN

Unterstützt die Gewichtsreduktion ◆ Fördert die Senkung des Gesamtcholesterins

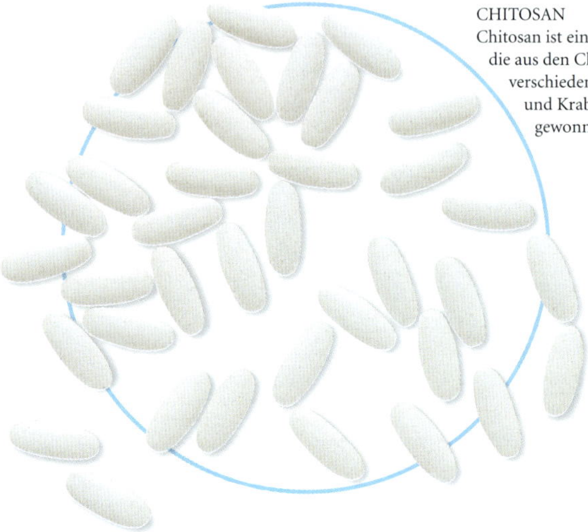

CHITOSAN
Chitosan ist eine Substanz, die aus den Chitinfasern verschiedener Garnelen- und Krabbenarten gewonnen wird.

## DARREICHUNGSFORMEN

- KAPSELN
- PULVER
- TABLETTEN
- FLÜSSIGKEIT

## EMPFOHLENE TAGESDOSIS FÜR ERWACHSENE

- MAXIMAL 2 000 mg

## BITTE BEACHTEN

**Bei einer Meeresfrüchte-Allergie darf Chitosan nicht eingenommen werden; auch für Kinder, Schwangere und Stillende ist es ungeeignet. Es wird zusammen mit Wasser eingenommen. Bei Langzeitanwendung hemmt Chitosan die Aufnahme von Vitamin A, D und E.**

## WIRKUNGSWEISE

Studien belegen, dass Chitosan das Sechsfache seines Eigengewichts an Fetten bindet. Nicht nachgewiesen, aber wahrscheinlich ist, dass dieser »Fettbindungseffekt« auch im menschlichen Verdauungstrakt vorkommt. Demnach wird das Fett, das dem Körper entzogen und an das Chitosan gebunden wurde, mit dem Stuhl ausgeschieden.

## THERAPEUTISCHE ANWENDUNG

**● GEWICHTSABNAHME**
Obwohl es erst wenige wissenschaftliche Nachweise gibt, wird davon ausgegangen, dass Chitosan-Präparate die Fettresorption und somit die Aufnahme von Kalorien senken, was zu einer Gewichtsabnahme führt.

**● ABBAU VON CHOLESTERIN**
Es besteht die Annahme, dass Chitosan in Verbindung mit einer gesunden Ernährung die Senkung des Cholesterinspiegels unterstützt und sogar den Anteil des günstigen Cholesterins (HDL) im Blut erhöht.

# COENZYM $Q_{10}$

Fördert die Herzfunktion ◆ Lindert Parodontitis

Beugt Senilität und Alzheimer-Krankheit vor

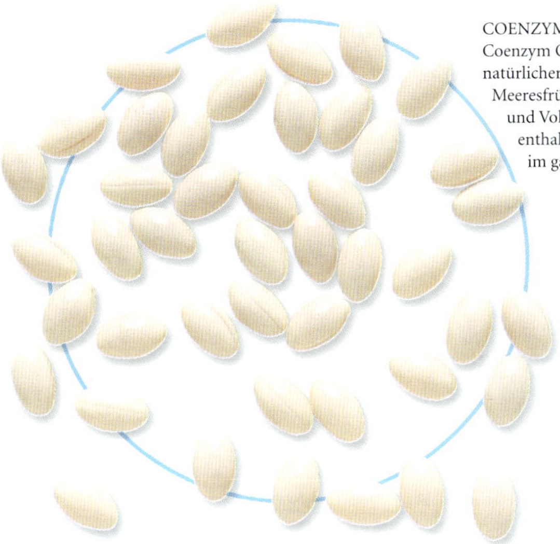

COENZYM $Q_{10}$
Coenzym $Q_{10}$ ist in natürlicher Form in Fisch, Meeresfrüchten, Fleisch und Vollkorngetreide enthalten und kommt im ganzen Körper vor.

## DARREICHUNGSFORMEN

- KAPSELN
- WEICHKAPSELN
- TABLETTEN

## EMPFOHLENE TAGESDOSIS FÜR ERWACHSENE

- 30–300 mg

## BITTE BEACHTEN

**Die gleichzeitige Einnahme von Coenzym $Q_{10}$ und Warfarin (Blut verdünnendes Mittel) darf nur nach Absprache mit dem Arzt erfolgen.**

## WIRKUNGSWEISE

Wie der Name sagt, wird Coenzym $Q_{10}$ von den am Zellaufbau beteiligten Enzymen benötigt und unterstützt somit die Energiegewinnung. Im Alter kommt es oft zu einer Rückbildung von Coenzym $Q_{10}$.
Coenzym $Q_{10}$ wirkt in den Nervenzellen des Her-zens und des Gehirns und ist in der Leber aktiv, wo es die Enzym- und Hormonproduktion und den Abbau giftiger Stoffe unterstützt. Auf Grund der antioxidativen Eigenschaften von Coenzym $Q_{10}$ schützt es vor allem das Herzmuskelgewebe vor freien Radikalen.

## THERAPEUTISCHE ANWENDUNG

**● HERZGESUNDHEIT**
Coenzym $Q_{10}$ kräftigt das Herz und kann bei Herzinsuffizienz die herkömmliche Therapie unter ärztlicher Aufsicht ergänzen. Es hilft den Blutdruck zu senken und verringert das Schlaganfall- und Herzerkrankungsrisiko.

**● PARODONTITIS**
Eine Zufuhr von 60 mg Coenzym $Q_{10}$ pro Tag hilft bei Entzündungen durch Parodontitis.

**● SCHUTZ IM ALTER**
Coenzym $Q_{10}$ kann Senilität und Alzheimer-Krankheit vorbeugen und deren Therapie günstig beeinflussen.

# Konjugierte Linolsäure

Unterstützt den Fettabbau ◆ Senkt das Herzerkrankungsrisiko ◆ Kann Krebs hemmend wirken

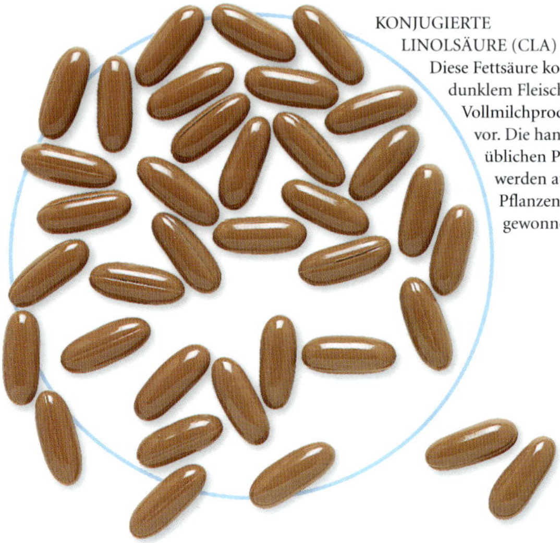

KONJUGIERTE LINOLSÄURE (CLA) Diese Fettsäure kommt in dunklem Fleisch und Vollmilchprodukten vor. Die handelsüblichen Präparate werden aus Pflanzenölen gewonnen.

## DARREICHUNGSFORMEN

- KAPSELN
- PULVER

## EMPFOHLENE TAGESDOSIS FÜR ERWACHSENE

AB EINEM ALTER VON 30 JAHREN WERDEN ZUR BEDARFSDECKUNG UND BEI GERINGEM VERZEHR VON DUNKLEM FLEISCH UND VOLLMILCHPRODUKTEN 3 000 mg (3 g) EMPFOHLEN.

## BITTE BEACHTEN

**In manchen Fällen kann es zu Magenreizungen kommen. Mizell-Versionen (besonders gut resorbierbare Formen) sind am bekömmlichsten.**

## WIRKUNGSWEISE

Die konjugierte Linolsäure (CLA) unterstützt den Transport der Fette aus den Fettzellen in das Muskelgewebe, wo sie zur Energiegewinnung bereit gestellt werden. Wie Studien belegen, kann die Fettsäure bei Brust- und Darmkrebs »zytotoxisch« wirken und Hautkrebs verhindern. Sie kann auch die Konzentration von Blutcholesterin und Blutfetten verringern.

### THERAPEUTISCHE ANWENDUNG

**● FETTABBAU**
Erste Studien an Tieren und Menschen haben ergeben, dass diese Fettsäure den Fettabbau im Körper unterstützt sowie den Muskel- und Knochenaufbau fördert.

**● KREBSPROPHYLAXE**
Nach den ersten Forschungsergebnissen senkt die Fettsäure das Risiko, an Brust-, Haut-, Dickdarm- oder Mastdarmkrebs zu erkranken.

**● HERZKRANKHEITEN**
Durch den Abbau des ungünstigen Cholesterins (LDL) und der Blutfette kann CLA Herzerkrankungen vorbeugen.

**● KNOCHENSTÄRKE**
CLA verbessert die Knochenstärke und verringert somit das Osteoporoserisiko in späteren Jahren.

# LÖWENZAHN

Unterstützt die Leberfunktion ◆ Zur Entgiftung

Unterstützt den Abbau von Flüssigkeitsansammlungen

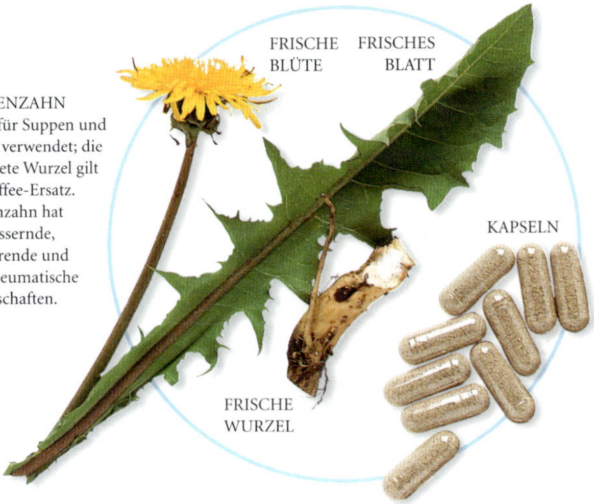


LÖWENZAHN
Wird für Suppen und Salate verwendet; die geröstete Wurzel gilt als Kaffee-Ersatz. Löwenzahn hat entwässernde, abführende und antirheumatische Eigenschaften.

## DARREICHUNGSFORMEN

- KAPSELN
- TABLETTEN
- TINKTUR

## EMPFOHLENE TAGESDOSIS FÜR ERWACHSENE

- 1–3 KAPSELN
- 2–4 TROPFEN TINKTUR, 1–3 x TÄGLICH
- FRISCHE BLÄTTER IM SALAT
- 1 TASSE LÖWENZAHNTEE

## BITTE BEACHTEN

**Bei Entzündungen der Gallenblase oder blockierten Gallenwegen keine Löwenzahn-Präparate einnehmen; auch nicht zusammen mit anderen Diuretika.**

## WIRKUNGSWEISE

Löwenzahnblätterextrakt hat offenbar einen Harn treibenden Effekt. Er senkt den Blutdruck und baut Flüssigkeitsansammlungen ab. Der hohe Kaliumgehalt wiederum sorgt für einen ausgeglichenen Wasserhaushalt. Die Bitterstoffe der Löwenzahnwurzel werden zur Unterstützung der Stoffwechselfunktionen von Leber und Galle eingesetzt.

### THERAPEUTISCHE ANWENDUNG

**● LEBERKRANKHEITEN**
Löwenzahn unterstützt die Behandlung von Leberleiden, z. B. Zirrhose, Hepatitis oder Lebervergiftung.

**● FLÜSSIGKEITSANSAMMLUNGEN**
Löwenzahn kann Flüssigkeitsansammlungen und Schwellungen abbauen. Präparate nur nach Rücksprache mit dem Arzt einnehmen.

**● ENTGIFTUNG**
Löwenzahn unterstützt die Leber- und Gallenfunktion und ist oft Bestandteil von Diäten, die den Körper entgiften.

**● VERDAUUNG**
Durch eine Anregung der Gallenblasentätigkeit und des Gallenflusses verbessern Löwenzahnextrakte die Fettverdauung und helfen bei Verdauungsstörungen, Blähungen, Winden und Verstopfung.

# TEUFELSKRALLE

Lindert Rückenschmerzen ◆ Zur Linderung arthritischer Beschwerden ◆ Sorgt für gesunde Gelenke und Bänder

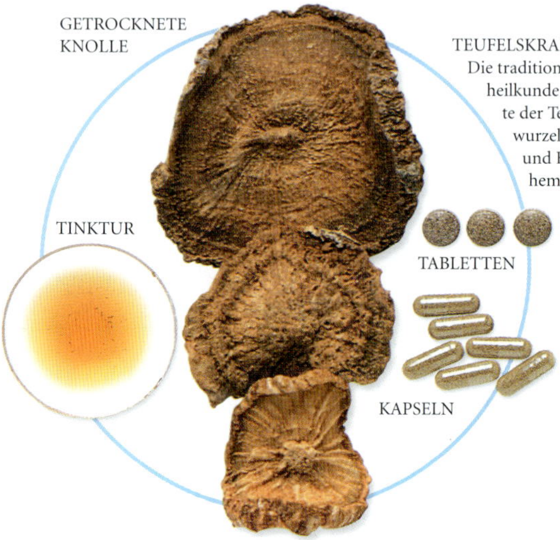


TEUFELSKRALLE
Die traditionelle Pflanzenheilkunde setzt die Extrakte der Teufelskrallenwurzel als Schmerz- und Entzündungshemmer ein.

## DARREICHUNGSFORMEN

- DARMLÖSLICHE FILMTABLETTEN

## EMPFOHLENE TAGESDOSIS FÜR ERWACHSENE

- 2 x 480-mg-TABLETTEN ODER 15 ml TINKTUR

## BITTE BEACHTEN

**Schwangere und Stillende sollten Teufelskralle-Präparate meiden. Ungeeignet sind die Präparate auch bei Magen- oder Zwölffingerdarmgeschwüren, weil sie die Bildung der Magensäure anregen, und bei Diabetes, da Teufelskralle den Blutzuckerspiegel senkt.**

## WIRKUNGSWEISE

Die Wurzel der Teufelskralle ist seit Jahrhunderten in der Pflanzenheilkunde wegen ihrer »iridoiden« Wirkstoffe bekannt, wobei dem Wirkstoff Harpagosid besondere Bedeutung zukommt, weil er entzündlichen Prozessen aktiv entgegenwirkt. Studien belegen den positiven Effekt von Teufelskralle auf den Zustand von Gelenken, Bändern und Sehnen. Im Vergleich zu rezeptpflichtigen Medikamenten hat Teufelskralle gut abgeschnitten.

### THERAPEUTISCHE ANWENDUNG

**● RÜCKENSCHMERZEN**
Rückenschmerzen unspezifischer Art können durch Gaben von täglich 2 Tabletten mit je 480 mg standardisiertem Teufelskrallenextrakt nachweislich mildert werden.

**● ARTHRITIS**
Studien belegen, dass Teufelskralle auf Grund ihrer entzündungshemmenden Eigenschaften in der Behandlung von Arthritis, Hexenschuss und rheumatischen Erkrankungen erfolgreich eingesetzt werden kann.

**● GESUNDE GELENKE**
Nachweislich unterstützen Teufelskrallen-Präparate die Erhaltung der Gelenke, Sehnen und Bänder vor allem im Wirbelsäulen- und Rückenbereich.

# ECHINACEA

Gegen Grippe und Erkältungen ◆ Hilft bei Hauterkrankungen und viralen und bakteriellen Infektionen

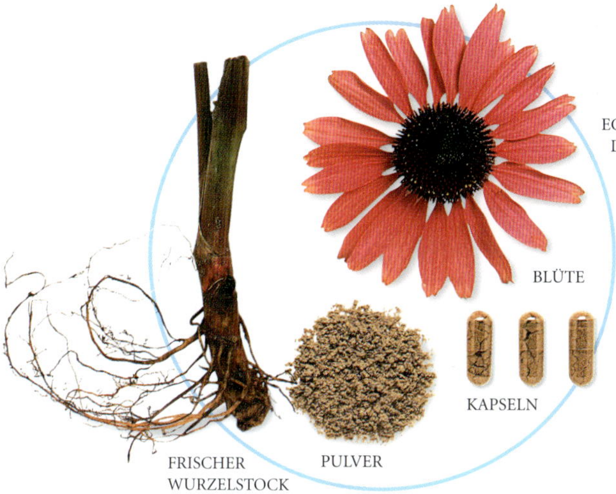


ECHINACEA Der Extrakt aus der Wurzel von Echinacea purpurea (roter Sonnenhut) zeichnet sich durch seine antiviralen, antibakteriellen und antifungalen Eigenschaften aus.

## DARREICHUNGSFORMEN

- TABLETTEN
- TINKTUR/KAPSELN

## EMPFOHLENE TAGESDOSIS FÜR ERWACHSENE

- BEI INFEKTIONEN: 2–3 g ODER 15 TROPFEN TINKTUR 3 X TÄGLICH
- ERHALTUNGSDOSIS: 1 g

## BITTE BEACHTEN

**Während der Schwangerschaft sollten Sie hohe Dosen meiden. Verzichten Sie auf die gleichzeitige Einnahme von Medikamenten zur Unterdrückung des Immunsystems (z. B. nach einer Transplantation). In hohen Dosen kann Echinacea Schwindel und Brechreiz verursachen.**

## WIRKUNGSWEISE

Echinacea wird wegen ihrer Abwehr stärkenden Wirkung geschätzt. Sie enthält u. a. Cichoriensäure, die vermutlich die Interferon-Bildung anregt und die Immunabwehr verbessert. Die antibakteriellen, antiviralen und wundheilenden Eigenschaften werden dem Wirkstoff Echinacin zugeschrieben, der unser Körpergewebe vor dem Eindringen schädlicher Bakterien und Viren schützt.

### THERAPEUTISCHE ANWENDUNG

**● BLASENENTZÜNDUNG**
Echinacea wird zur Stärkung eines schwachen Immunsystems und zur Bekämpfung von Blasenentzündungen eingesetzt.

**● ERKÄLTUNGEN**
Echinacea wird zur Behandlung von Erkältungen, Grippe, Ohrenentzündungen und Tinnitus (ständige Klingelgeräusche im Ohr) verwendet.

**● INFEKTIONEN**
Echinacea unterstützt die Therapie hartnäckiger bakterieller und viraler Infektionen und Hautleiden wie Akne oder Geschwüre.

**● CANDIDA**
Bei Soorbefall wird Echinacea zusätzlich als Präparat oder Salbe zur Ursachenbekämpfung eingesetzt, um Rückfälle auszuschließen.

# NACHTKERZE

Kann ekzematöse Beschwerden verringern

Zur Linderung zyklusbedingter Schmerzen

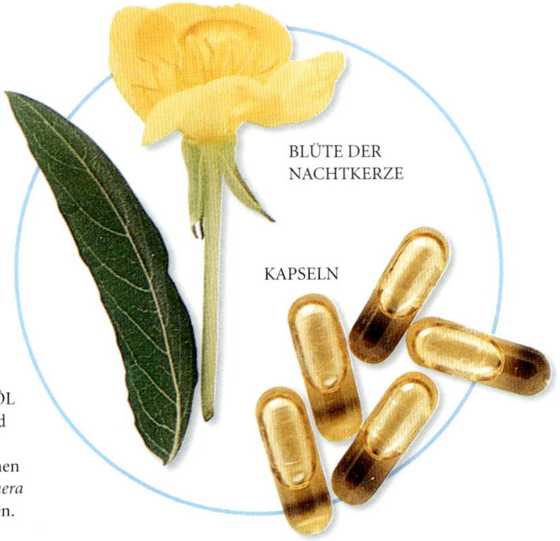


NACHTKERZENÖL
Nachtkerzenöl wird aus den winzigen Samen der Gemeinen Nachtkerze *Oenothera biennis L.* gewonnen.

## DARREICHUNGSFORMEN

- KAPSELN
- TROPFFLASCHEN

## EMPFOHLENE TAGESDOSIS FÜR ERWACHSENE

- 1–3 g

## BITTE BEACHTEN

**Nachtkerzenöl darf nicht bei Epilepsie eingenommen werden. Um Übelkeit vorzubeugen, sollten Sie Nachtkerzenöl am besten zu den Mahlzeiten einnehmen.**

## WIRKUNGSWEISE

Das Nachtkerzenöl, das reich an lebenswichtiger Linolsäure (Omega-6-Fettsäure) ist, ist eine der wenigen Quellen für das Spaltprodukt Gamma-Linolensäure. Dieses wird in hormonartige Substanzen umgewandelt, so genannte Prostaglandine, die für die Steuerung bestimmter Körperfunktionen zuständig sind (z. B. die Hormonregulierung oder die Hemmung entzündlicher Vorgänge). Bei Menschen, die Linolsäure nicht von Natur aus in Gamma-Linolensäure umwandeln, kann die Einnahme von Nachtkerzenöl-Präparaten einen günstigen Effekt haben.

## THERAPEUTISCHE ANWENDUNG

**● EKZEME**

Nachtkerzenöl wird bei Ekzemen verordnet; es lindert Juckreiz, Entzündungen und Trockenheit.

**● HYPERAKTIVITÄT UND LEGASTHENIE**

Klinische Versuche haben in beiden Fällen bewiesen, dass die Symptome gut auf Nachtkerzenöl und Fischöl ansprechen.

**● PRÄMENSTRUELLE SYMPTOME**

Prämenstruelle Symptome wie Reizbarkeit, Depression, Schweregefühl, Aufgedunsenheit und Schmerzen in der Brust werden durch Nachtkerzenöl-Präparate gelindert.

# BALLASTSTOFF-PRÄPARATE

Unterstützen die Gewichtsabnahme ◆ Wirken abführend ◆ Beeinflussen Diabetes günstig

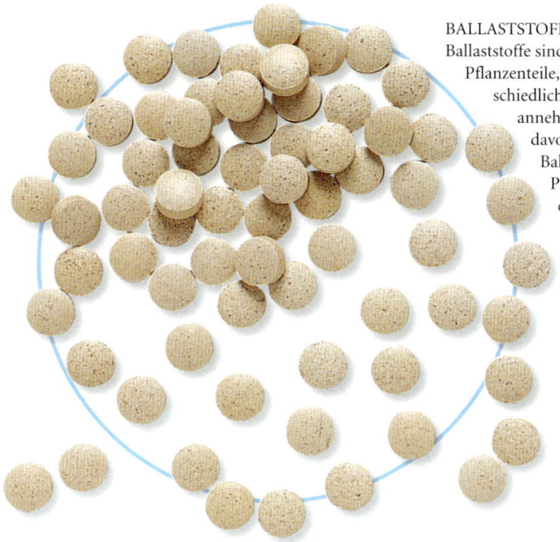

BALLASTSTOFF-PRÄPARATE Ballaststoffe sind unverdauliche Pflanzenteile, die unterschiedliche Formen annehmen. Einige davon sind in Ballaststoff-Präparaten enthalten.

## DARREICHUNGSFORMEN

- FASERSTOFF GLUCOMANNAN KONJAC
- FLOHSAMEN
- GUAR-GUMMI
- CHITOSAN (SIEHE S. 92)

## EMPFOHLENE TAGESDOSIS FÜR ERWACHSENE

- MINDESTENS 18 g AUS DER NAHRUNG
- FASERSTOFF GLUCOMANNAN KONJAC: 1–2 x 500 mg IN KAPSELN EINE STUNDE VOR DEN MAHLZEITEN
- FLOHSAMEN: 2 x 500-mg-KAPSELN MIT WASSER VOR DEN MAHLZEITEN
- GUAR-GUMMI NACH VERORDNUNG

## WIRKUNGSWEISE

Die unlöslichen, unverdaulichen Ballaststoffe aus Vollkornprodukten binden Wasser im Darm, was ein Gefühl der Sättigung auslöst und den Stuhl »fülliger« macht. Ballaststoffe aus Obst und Hafer sind klebrig und verzögern die Aufnahme des Nahrungszuckers. Bei Schluck- oder Magenbeschwerden wird von Präparaten abgeraten.

### THERAPEUTISCHE ANWENDUNG

**● VERSTOPFUNG**
In der Pflanzenheilkunde ist die abführende Wirkung von Flohsamen seit Jahrhunderten bekannt. Heute werden sie von der Pharmaindustrie zu Abführmitteln verarbeitet.

**● GEWICHTSREDUKTION**
Glucomannan und Flohsamen, mit Wasser eingenommen, binden die Magenflüssigkeit und erzeugen ein Sättigungsgefühl, was den Appetit zügelt.

**● DIABETES MELLITUS**
Studien beweisen, dass Guar-Gummi die Zuckerresorption verlangsamt. Dies kommt besonders Diabetikern zu Gute, die ihre Blutzuckerwerte kontrollieren müssen.

**● CHOLESTERINSENKUNG**
Guar-Gummi scheint außerdem den Cholesterinspiegel zu senken.

# FISCHÖL

Kann Herzinfarkten vorbeugen ◆ Lindert Psoriasisbeschwerden ◆ Hilft bei rheumatoider Arthritis

FISCHÖLE
Fischöl wird aus der Leber weißer Fische wie Dorsch gewonnen oder aus dem Fleisch fettreicher Seefischarten wie Lachs.

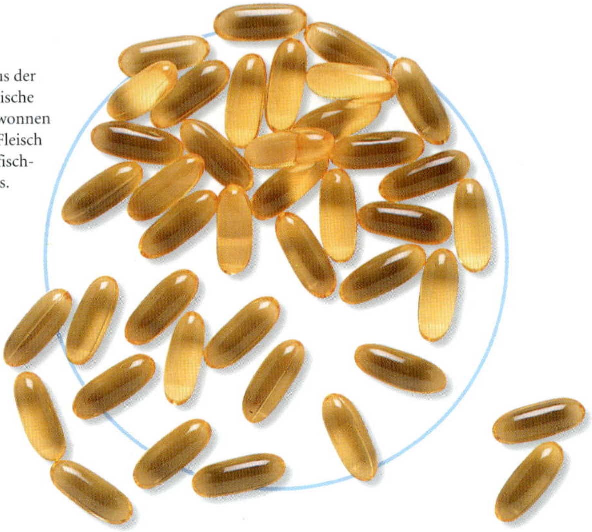

## DARREICHUNGSFORMEN

- LEBERTRAN IN FLASCHEN
- KAPSELN

## EMPFOHLENE TAGESDOSIS FÜR ERWACHSENE

- 2–5 g

## BITTE BEACHTEN

**Vermeiden Sie zu hohe Dosen Vitamin A und D aus Fischölen. Bei gleichzeitiger Einnahme Blut verdünnender Mittel (Heparin) sollten Sie vorher unbedingt ärztlichen Rat einholen. Keine EPA und DHA für Asthmatiker mit einer Aspirin-Überempfindlichkeit.**

## WIRKUNGSWEISE

Fischöle enthalten die lebenswichtigen Omega-3-Fettsäuren, zu denen die Alpha-Linolensäure sowie deren Derivate Eicosapentaensäure (EPA) und Docosahexaensäure (DHA) gehören. EPA und DHA fördern den Abbau von Blutfetten, verdünnen das Blut und hemmen entzündliche Prozesse bei rheumatoider Arthritis und Psoriasis. Beide Substanzen sind wesentlich an der optimalen Ausbildung des kindlichen Gehirns in den letzten drei Schwangerschaftsmonaten und des Seh- und Hörvermögens des heranwachsenden Kindes beteiligt.

## THERAPEUTISCHE ANWENDUNG

**● LEGASTHENIE**
Leseschwäche und Hyperaktivität von Kindern verbessern sich durch EPA- und DHA-Präparate.

**● PSORIASIS**
Chronische Posoriasis kann durch eine erhöhte Zufuhr an fettreichem Fisch (Makrelen, Sardinen) und mit EPA- und DHA-Präparaten behandelt werden.

**● RHEUMATOIDE ARTHRITIS**
Fischöl-Präparate bauen Schmerzen ab und reduzieren die Notwendigkeit nichtsteroidaler entzündungshemmender Mittel bei Arthritis.

# KNOBLAUCH

Beugt Herzkrankheiten vor ◆ Zur Blutdrucksenkung

Schützt vor Infektionen und Krankheit

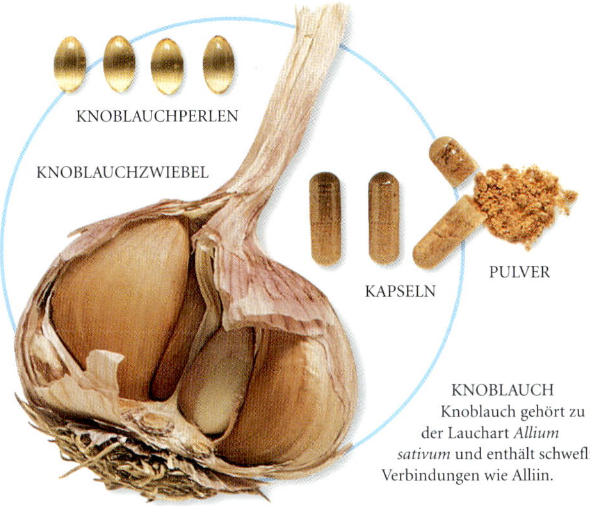


KNOBLAUCH
Knoblauch gehört zu der Lauchart *Allium sativum* und enthält schweflige Verbindungen wie Alliin.

## DARREICHUNGSFORMEN

- KAPSELN
- ÖL
- TABLETTEN

## EMPFOHLENE TAGESDOSIS FÜR ERWACHSENE

- 2–3 GEGARTE KNOBLAUCHZEHEN
- 2–3 x 300 mg STANDARDISIERTE ALLICINHALTIGE TABLETTEN (ENTSPRICHT ½ KNOBLAUCHZEHE)

## BITTE BEACHTEN

**Bei gleichzeitiger Einnahme blutgerinnungshemmender Mittel dürfen Sie Knoblauch nur unter ärztlicher Aufsicht einnehmen.**

## WIRKUNGSWEISE

Knoblauch ist reich an schwefligen Substanzen wie Allicin, das in manchen Knoblauch-Präparaten enthalten ist. Allicin soll das ungünstige Cholesterin (LDL) im Blut abbauen, das günstige Cholesterin (HDL) vermehren und Blutfette, so genannte Triglyceride, senken. Wird es nach dem Essen genommen, wirkt Allicin außerdem Blut verdünnend und Blutdruck senkend. Dank ihrer natürlichen antibiotischen Eigenschaften können diese schwefelhaltigen Substanzen die Vermehrung von Bakterien stoppen und Viren- und Pilzbefall bekämpfen.

## THERAPEUTISCHE ANWENDUNG

**● KORONARE HERZKRANKHEIT**
Knoblauch-Präparate können das Herzerkrankungsrisikio verringern.

**● BLUTHOCHDRUCK**
Eine Blutdrucksenkung wurde beobachtet.

**● INFEKTIONEN**
Die regelmäßige Einnahme von Knoblauch-Präparaten beugt bakteriellen und viralen Infektionen (z. B. Erkältungen) vor.

**● CANDIDA**
Candida-Befall lässt sich durch regelmäßige Einnahme von Knoblauch-Präparaten behandeln.

# INGWER

Fördert die Verdauung ◆ Zur Beruhigung bei Brechreiz

Schmerz lindernd bei rheumatoider Arthritis

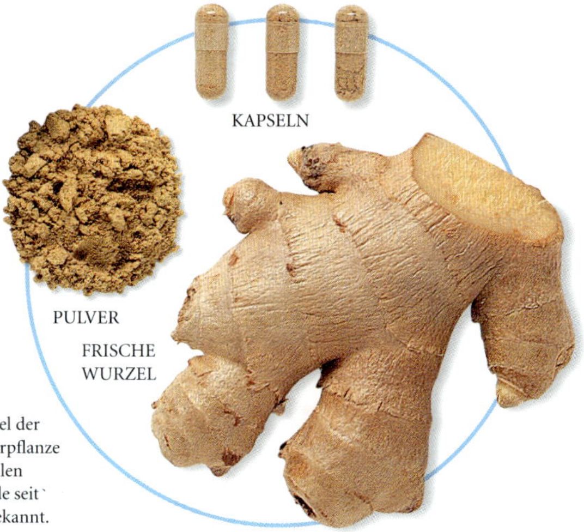


INGWER
Die braune Wurzel der tropischen Ingwerpflanze ist der traditionellen Pflanzenheilkunde seit Jahrhunderten bekannt.

### DARREICHUNGSFORMEN

- KAPSELN/TABLETTEN
- FRISCHE WURZEL

### EMPFOHLENE TAGESDOSIS FÜR ERWACHSENE

- 1–2 TASSEN TEEAUFGUSS AUS FRISCHEM INGWER
- KAPSELN UND TABLETTEN NACH VERORDNUNG

### BITTE BEACHTEN

**Auf Grund des Blutverdünnungseffekts dürfen Sie Präparate bei gleichzeitiger Einnahme Blut verdünnender Medikamente (Warfarin) nur nach Rücksprache mit Ihrem Arzt einnehmen. Keine hochdosierten Daueranwendungen während der Schwangerschaft.**

## WIRKUNGSWEISE

Die wichtigsten Wirkstoffe der Ingwerknolle sind Harzöle und flüchtige Öle wie Zingiberen, die ihr beruhigende, Krampf lösende, entzündungshemmende und verdauungsfördernde Eigenschaften verleihen. Ingwer hilft auch bei Reisekrankheit und Schwangerschaftserbrechen.

### THERAPEUTISCHE ANWENDUNG

**● RHEUMATOIDE ARTHRITIS**
Erste Studien zeigten, dass Ingwerpulver bei Menschen mit rheumatoider Arthritis die Schmerzen und Schwellungen bessert. Das beruht auf der Fähigkeit des Ingwers, bestimmte entzündungsfördernde hormonähnliche Prostaglandine abzubauen.

**● BRECHREIZ UND SCHWINDEL**
Es wurde nachgewiesen, dass Ingwer bei Brechreiz, Schwindel und morgendlichem Erbrechen in der Schwangerschaft hilft. Ingwer lindert auch die Übelkeit nach übermäßigem Alkoholkonsum.

**● VERDAUUNGSSTÖRUNGEN**
Die traditionelle Medizin schätzt Ingwer seit Jahrtausenden als Mittel gegen Blähungen und Verdauungsstörungen.

# GINKGO BILOBA

Verbessert das geistige Leistungsvermögen ◆ Fördert den Kreislauf ◆ Wirkt beruhigend bei Asthmaanfällen

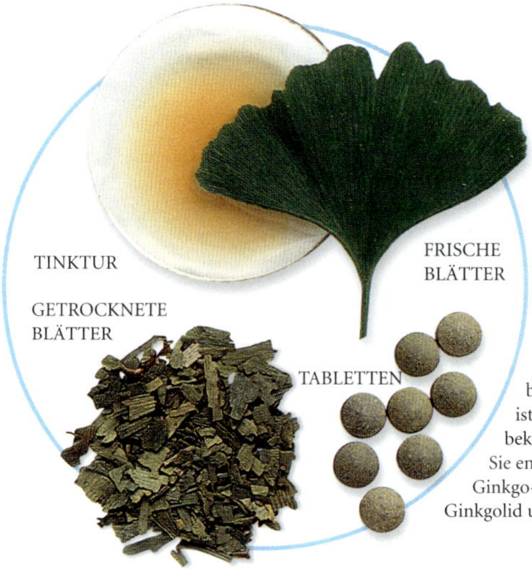


GINKGO
Ginkgo, auch »Mädchenhaarbaum« genannt, ist eine der ältesten bekannten Pflanzen. Sie enthält die Wirkstoffe Ginkgo-Flavonglycosid, Ginkgolid und Bilobalid.

## DARREICHUNGSFORMEN

- KAPSELN
- TABLETTEN

## EMPFOHLENE TAGESDOSIS FÜR ERWACHSENE

- 3 x 50-mg-TABLETTEN (ERGIBT 12,5 mg GINKGO-FLAVONGLYCOSID UND 3 mg GINKGOLID UND BILOBALID)

## BITTE BEACHTEN

**Schwangere und stillende Frauen sollten keine Ginkgo-Präparate einnehmen. In sehr seltenen Fällen kann Ginkgo Kopfschmerzen oder Hautreizungen verursachen.**

## WIRKUNGSWEISE

Die Wirkstoffe des *Ginkgo biloba* bewirken eine Erweiterung der Blutgefäße, so dass das Blut frei durch Beine, Arme, Füße, Hände und Gehirn fließen kann. Sie inaktivieren die schädlichen freien Radikale.

### THERAPEUTISCHE ANWENDUNG

**● GEISTIGES LEISTUNGSVERMÖGEN**
Konzentrations- und Gedächtnisschwäche, Vergesslichkeit, Verwirrtheit und nachlassende Aufmerksamkeit im Alter sind meist auf den Abbau der geistigen Kräfte zurückzuführen. Die Einnahme von Ginkgo-Präparaten bessert die Beschwerden.

**● KURZZEITGEDÄCHTNIS**
Ginkgo verbessert bei jungen Menschen das Kurzzeitgedächtnis.

**● SCHMERZEN**
Ginkgo-Präparate lindern Schmerzen in den Beinen infolge von Durchblutungsstörungen.

**● ASTHMA**
Ginkgo scheint schwere, durch Blütenpollen und Staub ausgelöste Asthmaanfälle zu lindern. Es weitet die verengten Blutgefäße und beruhigt die Atemwege.

**● BLUTKREISLAUF**
Ginkgo fördert die Blutzirkulation und beugt somit bestimmten Leiden vor (z. B. Krampfadern).

# GINSENG

Steigert das Wohlbefinden ◆ Erhöht Energie und Ausdauer

Verbessert Wundheilung und Infektabwehr

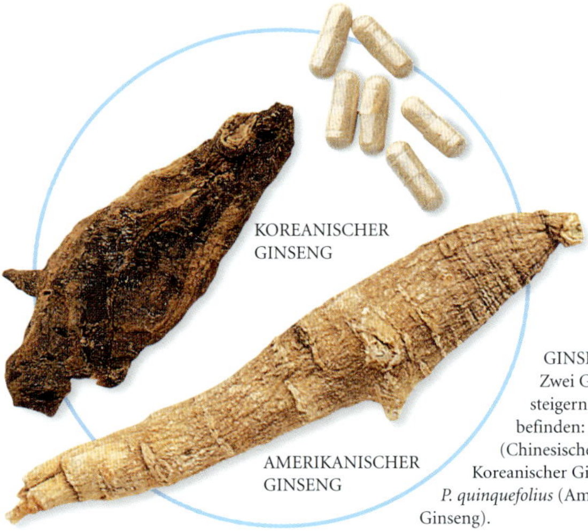


GINSENG Zwei Ginseng-Arten steigern das Wohlbefinden: *P. ginseng* (Chinesischer oder Koreanischer Ginseng) und *P. quinquefolius* (Amerikanischer Ginseng).

### DARREICHUNGSFORMEN

- KAPSELN/PULVER
- FLÜSSIGEXTRAKT

### EMPFOHLENE TAGESDOSIS FÜR ERWACHSENE

- 2–3 KAPSELN ZWISCHEN DEN MAHLZEITEN
- 1 TASSE GINSENG-TEE
- 5–10 g PULVER IN ETWAS FLÜSSIGKEIT

### BITTE BEACHTEN

**Keine Daueranwendungen von mehr als 5–10 g Ginseng täglich, vor dem Schlafengehen oder über mehr als drei Monate. Gleichzeitige Einnahme von Antidepressiva nur unter ärztlicher Kontrolle. Nicht während Schwangerschaft und Stillzeit anwenden.**

## WIRKUNGSWEISE

Zu den vielen Wirkstoffen, die den Ginseng zu einem Heilmittel mit großem Spektrum machen, gehören die Ginsenoside. Sie gelten als so genannte Adaptogene, die kurzfristige Verbesserungen des Konzentrations- und Leistungsvermögens, der Wundheilung, bei Stress und des Sexualtriebs bewirken sowie langfristige Steigerung des allgemeinen Wohlbefindens.

### THERAPEUTISCHE ANWENDUNG

**● ENERGIENIVEAU**
In mehreren Studien wurde beobachtet, dass Ginseng die Energie steigern kann.

**● DIABETES MELLITUS**
Asiatischer Ginseng senkt die Blutzuckerkonzentrationen und kann unter ärztlicher Aufsicht den Verlauf des Typ-2-Diabetes positiv beeinflussen.

**● BLUTDRUCK**
Panax Ginseng kann den Bluthochdruck senken.

**● IMMUNABWEHR**
Ginseng stimuliert das Immunsystem bei Gesunden.

**● HERZKRANKHEITEN**
Alle Arten beugen Herzkrankheiten vor, da sie das Cholesterin senken.

**● WECHSELJAHRE**
Asiatischer Ginseng lindert Wechseljahresbeschwerden.

# GLUCOSAMIN

Stimuliert die Bildung von Bindegewebe

Lindert Schmerzen bei Osteoarthritis

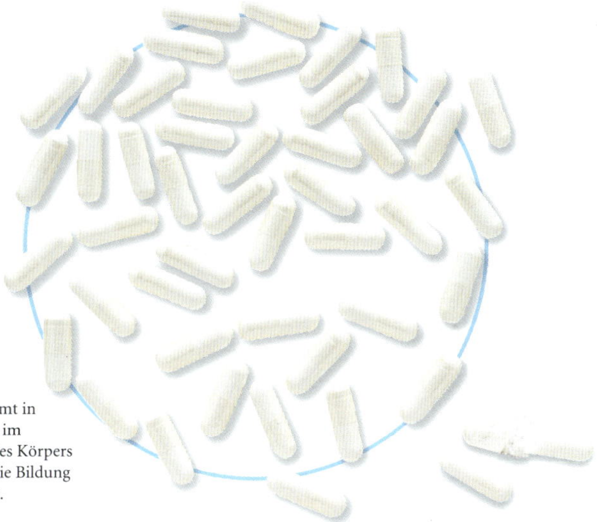

GLUCOSAMIN
Glucosamin kommt in natürlicher Form im Knorpelgewebe des Körpers vor und fördert die Bildung von Bindegewebe.

### DARREICHUNGSFORMEN

- TABLETTEN/KAPSELN
- DRAGEES

### EMPFOHLENE TAGESDOSIERUNG FÜR ERWACHSENE

- 3 x 500-mg-GLUCOSAMIN

### BITTE BEACHTEN

**In Einzelfällen kann Glucosamin Sodbrennen oder Brechreiz verursachen. Deshalb sollten Sie Glucosamin-Tabletten zu den Mahlzeiten einnehmen. Wer an Diabetes leidet oder Gewichtsprobleme hat, sollte auf Glucosamin-Präparate verzichten.**

## WIRKUNGSWEISE

Knorpel verhindert, dass sich die Knochen aneinander reiben und fängt Stöße durch Gehen und sonstige Bewegungen auf. Mit fortschreitendem Alter geht die natürliche Glucosaminbildung zurück, was zu einer Rückbildung der Gelenkknorpel führen kann. Und Knorpelschwund ist die Ursache für Osteoarthritis. Glucosamin-Präparate unterstützen den Aufbau von neuem Knorpelgewebe und dessen Erhaltung bis ins hohe Alter. Um Näheres über Nutzen und Risiken einer Zufuhr von Glucosamin zu erfahren, sind umfassende langfristige Studien notwendig. Auf Grund erster Forschungen wird vermutet, dass Glucosamin die Insulinwirkung beeinträchtigt und daher für Diabetiker und Übergewichtige ungeeignet ist.

### THERAPEUTISCHE ANWENDUNG

● **ARTHRITIS**
Glucosamin-Langzeitanwendungen können den Aufbau von neuem Knorpelgewebe unterstützen, die Ausbreitung von Osteoarthritis verhindern und die damit verbundenen Schmerzen lindern. Für optimale Ergebnisse wird die gleichzeitige Einnahme von Glucosamin und Chondroitin *(siehe auch Seite 83)* empfohlen.

# KAWA-KAWA

Verringert Stress und entspannt ◆ Kann Angstzustände abbauen ◆ Kann Schlafmuster günstig beeinflussen

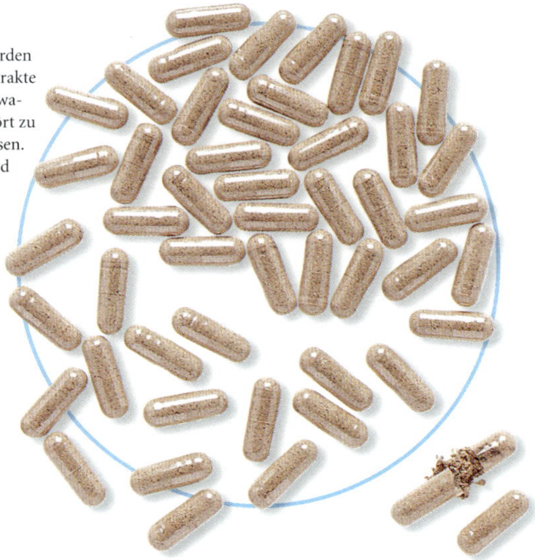

KAWA-KAWA
Aus der Wurzel werden standardisierte Extrakte gewonnen. Die Kawa-Kawa-Pflanze gehört zu den Pfeffergewächsen. Ihre Wirkstoffe sind die so genannten Kawalactone.

### DARREICHUNGSFORMEN

- KAPSELN/TABLETTEN
- FLÜSSIGEXTRAKT/TEE

### EMPFOHLENE TAGESDOSIS FÜR ERWACHSENE

- 3 x 250 mg STANDARDISIERTE EXTRAKTKAPSEL (JE 120 mg KAWALACTONE)
- 10–20 TROPFEN EXTRAKT IN ETWAS FLÜSSIGKEIT

### BITTE BEACHTEN

**Kawa-Kawa sollten Sie meiden, wenn Sie Maschinen bedienen müssen; auch bei gleichzeitiger Einnahme von Schlafmitteln und Mitteln gegen Parkinson-Krankheit, Angst und Stress oder in der Schwangerschaft und Stillzeit.**

## WIRKUNGSWEISE

Es wurde beobachtet, dass der Beruhigungseffekt von Kawalactonen sowohl im Gehirn als auch direkt auf die Muskulatur erfolgt, was entspannt und in milder Weise Krämpfe löst. Von Langzeitanwendungen mit Kawa-Kawa wird abgeraten.

### THERAPEUTISCHE ANWENDUNG

**● ENTSPANNUNG**
Sakau, ein aus der Kawa-Kawa-Wurzel gewonnener Trank, wird seit Jahrtausenden im südlichen Pazifik zur Entspannung und Steigerung des Wohlbefindens, zur Stimmungsaufhellung und zum Abbau von Ängsten geschätzt.

**● ÄNGSTE**
Kawa-Kawa-Präparate können Ängste nachweislich positiv beeinflussen und bilden somit eine wirkungsvolle und sichere Alternative zu chemischen Antidepressiva und Beruhigungsmitteln bei Angstsymptomen.

**● SCHLAFLOSIGKEIT**
Die Einnahme von Kawa-Kawa-Präparaten hilft bei Schlafstörungen, da die Pflanze offenbar die Muskulatur und den Geist entspannt. Nehmen Sie Kawa-Kawa vor dem Schlafengehen ein, das beruhigt Ihren Körper und Geist, fördert den Schlaf und ersetzt die sonst üblichen chemischen Schlafmittel.

# MARIENDISTEL

Regeneriert und schützt die Leber ◆ Unterstützt die Entgiftung des Körpers

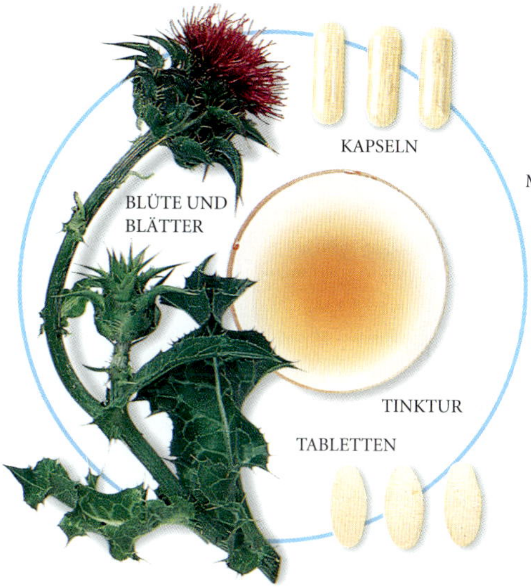


MARIENDISTEL Von der überwiegend in Amerika und Europa verbreiteten Mariendistel verwendet man in der Pflanzenheilkunde die Samen.

## DARREICHUNGSFORMEN

- KAPSELN
- TABLETTEN
- TINKTUREN
- MARIENDISTELSAMEN, ZERKLEINERT ÜBER ODER IN SPEISEN

## EMPFOHLENE TAGESDOSIS FÜR ERWACHSENE

- 1 STANDARDISIERTE KAPSEL ODER TABLETTE MIT EXTRAKT 3 x TÄGLICH
- 10 ml TINKTUR IN WARMEM WASSER AUFGELÖST UND ABGEKÜHLT

## BITTE BEACHTEN

**Keine Mariendistel-Anwendungen bei chronischen Leberleiden wie Hepatitis oder Zirrhose.**

## WIRKUNGSWEISE

Mariendistel ist ein traditionelles Mittel für den Schutz und die Regenerierung der Leber. Die in den Samen enthaltene Substanz Silymarin schützt die Leberzellen vor freien Radikalen. Sie erneuert geschädigte Zellen, stimuliert die Bildung neuer Zellen und verbessert den Allgemeinzustand des lebenswichtigen Entgiftungsorgans.

### THERAPEUTISCHE ANWENDUNG

**● LEBERZIRRHOSE UND HEPATITIS**
Pflanzenheilkundler verwenden Mariendistel zur Therapie akuter, leichterer Störungen der Leberfunktion nach übermäßigem Alkoholkonsum.

**● LEBERENTGIFTUNG**
Die regelmäßige Entgiftung der Leber mit Mariendistel hilft bei durch Medikamente (wie Aspirin) und Umweltgifte verursachter Leberstauung.

**● TOXINSCHUTZ**
Silymarin hemmt die Giftaufnahme, verarbeitet und entfernt Giftstoffe wie Cadmium, Tetrachlorkohlenstoff (in der Trockenreinigung benutzt) und die bestimmter Wildpilze.

**● IMMUNSYSTEM**
Da Mariendistel der Leber bei der Bildung von Antioxidantien hilft, erhöht sie die Immunabwehr.

# PFEFFERMINZE

Fördert die Verdauung ◆ Lindert die Beschwerden bei Reizkolon ◆ Schafft Erleichterung bei Übelkeit

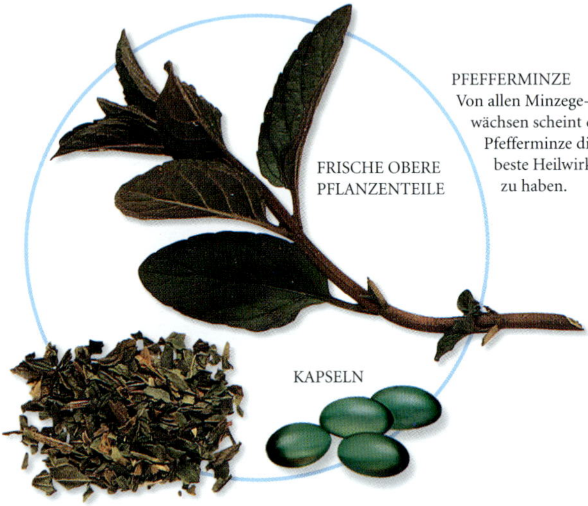


PFEFFERMINZE
Von allen Minzegewächsen scheint die Pfefferminze die beste Heilwirkung zu haben.

## DARREICHUNGSFORMEN

- TEE
- KAPSELN: WEICHKAPSELN UND MAGENSAFTRESISTENTE
- TINKTUR

## EMPFOHLENE TAGESDOSIS FÜR ERWACHSENE

- 1 TASSE TEE NACH DEM ESSEN
- 1–2 TROPFEN TINKTUR ODER ÖL IN WASSER
- KAPSELN NACH GEBRAUCHSANWEISUNG

## BITTE BEACHTEN

**Kinder und Säuglinge sollen Pfefferminze nur ein Mal pro Woche erhalten. In der Stillzeit hemmt sie den Milchfluss.**

## WIRKUNGSWEISE

Das in den Blättern enthaltene Pfefferminzöl enthält flüchtige Substanzen, vor allem Menthol, die beruhigen und die Muskulatur entspannen. Andere Wirkstoffe regen die Gallenblasenfunktion und den Gallenfluss an.

### THERAPEUTISCHE ANWENDUNG

**● REIZKOLON**
Studien zeigen, dass Pfefferminzölkapseln, deren Inhalt dank eines magensaftresistenten Überzugs erst im Darm austritt, akute Schmerzanfälle bei Reizkolon lindern. Sie beruhigen die Darmperistaltik und verringern Blähungen. Die Pfefferminze hat auch Krampf lösende Eigenschaften.

**● BLÄHUNGEN**
Studien belegen, dass Pfefferminze die Gasbildung im Magen- und Darmbereich auflöst.

**● GUTE VERDAUUNG**
Das Menthol der Pfefferminze stimuliert die Produktion von Galle in der Leber und ihren Fluss von der Gallenblase zum Darm, was die Verdauung anregt.

**● BRECHREIZ**
Durch die beruhigende Wirkung auf die Mageninnenwände hilft Pfefferminze auch bei Brechreiz.

# PROBIOTIKA

Bessern die Beschwerden bei Durchfall ◆ Lindern Reizkolon ◆ Steigern die Immunabwehr

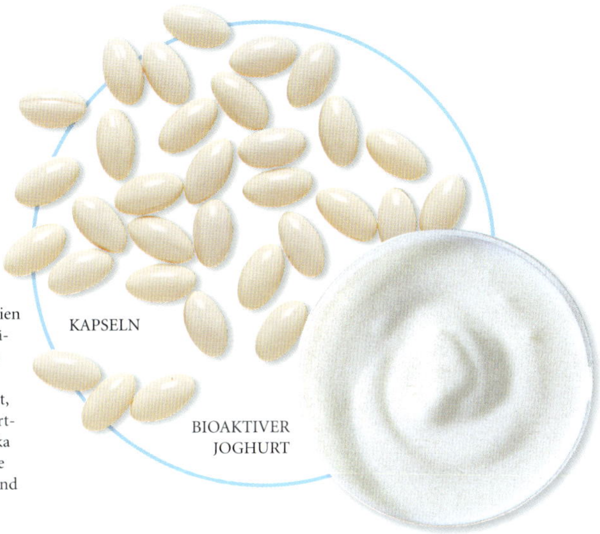


PROBIOTIKA
Probiotische Bakterien gibt es als Zusatzpräparate; sie kommen auch in Nahrungsmitteln vor (Joghurt, Frucht- oder Joghurtgetränke). Probiotika umfassen eine Reihe von Lactobazillen und Bifidobakterien.

### DARREICHUNGSFORMEN

- KAPSELN
- TABLETTEN
- ANGEREICHERTE NAHRUNGSMITTEL

### EMPFOHLENE TAGESDOSIS FÜR ERWACHSENE

- KAPSELN, TABLETTEN UND ANGEREICHERTE NAHRUNGSMITTEL NACH DOSIERUNGSANLEITUNG

### BITTE BEACHTEN

**Probiotika-Kuren wirken im Körper nur bei täglicher Anwendung optimal.**

## WIRKUNGSWEISE

Probiotika sind günstige Bakterien, die gesundheitsfördernde Auswirkungen haben. Um wirksam werden zu können, müssen sie Magen und Dünndarm passieren, um sich dann im Dickdarm zu vermehren und aktiv zu werden: Zahlenmäßig überlegen, reduzieren sie dort die krankheitserregenden Bakterien, wodurch sie unmittelbar die Verdauung und das allgemeine Wohlbefinden verbessern. Sie stärken auch das Immunsystem.

### THERAPEUTISCHE ANWENDUNG

**● DURCHFALL**
Eine durch Antibiotika und Infektionen verursachte Diarrhöe lässt sich mit *Lactobacillus casei* und speziellen Bifidobakterien behandeln.

**● VERBESSERTE IMMUNABWEHR**
Manche probiotische Bakterien sind fähig, wichtige Teile des Immunsystems (u. a. Antikörper und Makrophagen) durch Interaktion mit dem Lymphgewebe des Dickdarms zu aktivieren.

**● REIZKOLON**
Studien haben belegt, dass *Lactobacillus plantarum 299v*, in einem Fruchtsaft verabreicht, Schmerzen und Gasbildung bei Reizkolon deutlich vermindern.

# PROPOLIS

Bei Erkältungen und Grippe ◆ Stärkt das Immunsystem

Festigt die Blutgefäße des Zahnfleischs

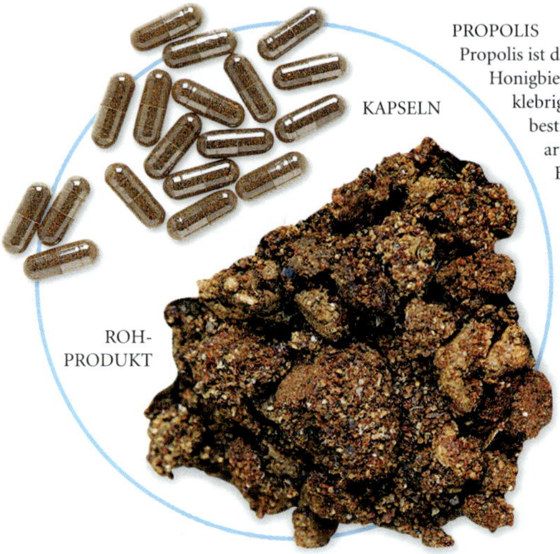


PROPOLIS
Propolis ist das Kittharz der Honigbiene, das aus den klebrigen Überzügen bestimmter Knospenarten stammt und im Bienenstock vielfältige Aufgaben übernimmt, auch die Desinfektion.

## DARREICHUNGSFORMEN

- KAPSELN
- PASTILLEN
- BALSAM FÜR ÄUSSERE WUNDEN

## EMPFOHLENE TAGESDOSIS FÜR ERWACHSENE

- 3 X 500-mg-KAPSELN
- PASTILLEN ZUR LINDERUNG VON HALSENTZÜNDUNGEN BEI ERKÄLTUNGEN UND INFEKTIONEN

## BITTE BEACHTEN

**Auf Propolis-Präparate sollten Sie verzichten, wenn Sie unter Asthma leiden oder auf Bienenstiche allergisch reagieren.**

## WIRKUNGSWEISE

Propolis besteht aus einer komplexen Ansammlung von Flavonoiden (z. B. Quercetin), Vitaminen und Mineralstoffen, Fettsäuren, flüchtigen Ölen, Tanninen und Pollen. Wie Studien belegen, stimulieren diese Substanzen das Immunsystem und wirken antibakteriell, antiviral, entzündungshemmend und antioxidativ.

### THERAPEUTISCHE ANWENDUNG

**● HERPES**
Auf Grund seiner antiviralen Eigenschaften beeinflusst Propolis nachweislich Herpes simplex und Herpes genitalis günstig. Werden schon die ersten Anzeichen einer Herpesinfektion behandelt, kann die Gefahr des vollen Herpesausbruchs eingedämmt werden.

**● IMMUNSYSTEM**
Propolis, das reich an Vitalstoffen ist, stärkt das schwächer werdende Immunsystem im Alter. Es schützt den Körper hauptsächlich vor Erkältungs- und Grippeanfälligkeit.

**● ZAHNFLEISCHBLUTEN**
Propolis stärkt offenbar kleinste Blutgefäße, insbesondere im Zahnfleischbereich, wo es altersbedingter Parodontitis entgegenwirkt.

# JOHANNISKRAUT

Stärkt das Immunsystem ◆ Ein sicheres und wirksames Antidepressivum ◆ Kann Schlaflosigkeit vorbeugen

JOHANNISKRAUT
In der traditionellen Pflanzenheilkunde wird Johanniskraut – eine Pflanze mit leuchtend gelben Blüten und beruhigenden Eigenschaften – zur Behandlung von Niedergeschlagenheit und leichter Depression verwendet.

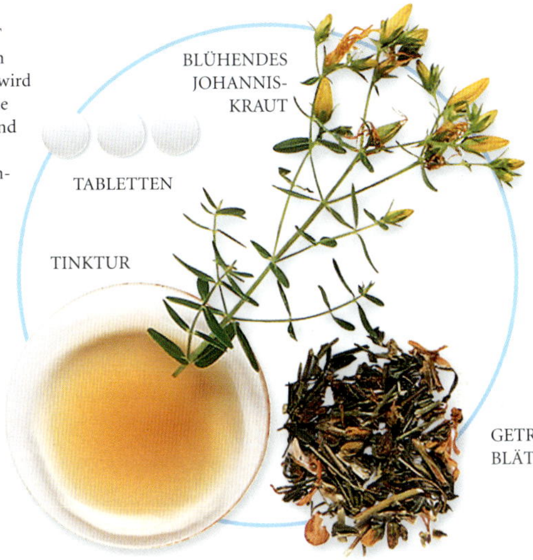


## DARREICHUNGSFORMEN

- TINKTUREN
- TABLETTEN

## EMPFOHLENE TAGESDOSIS FÜR ERWACHSENE

- 3 x 250–500-mg-TABLETTEN

## BITTE BEACHTEN

**Bei längerer Anwendung von Johanniskraut können anfällige Menschen mit Lichtempfindlichkeit der Haut reagieren. Auf die gleichzeitige Einnahme rezeptpflichtiger Antidepressiva sollten Sie verzichten, es sei denn Ihr Arzt betreut Sie.**

## WIRKUNGSWEISE

Hypericin, eine Substanz in den Blättern des Johanniskrauts, erhöht den Spiegel der Neurotransmitter im Gehirn. Die Pflanze verfügt über antibakterielle und Immunkraft stärkende Eigenschaften und kann die Bildung von Stresshormonen unterbinden. Hilfreich bei der Behandlung von Schlaflosigkeit, Magengeschwüren und Menstruationskrämpfen.

### THERAPEUTISCHE ANWENDUNG

**● DEPRESSIONEN**
Johanniskraut ist nachweislich nicht nur für leichte bis mittelschwere Depressionen geeignet, sondern gilt auch als sicheres und wirksames Antidepressivum ohne Nebenwirkungen.

**● SCHLAFLOSIGKEIT**
Die beruhigende Wirkung der Pflanze hilft bei leichter Schlaflosigkeit.

**● WECHSELJAHRE**
Johanniskraut verbessert die Befindlichkeit von Frauen in den Wechseljahren, was wiederum einen positiven Effekt auf ihre Libido hat.

**● STIMMUNGSSCHWANKUNGEN**
Johanniskraut wirkt positiv auf die Beschwerden saisonabhängiger Stimmungsschwankungen (z. B. Winterdepression).

# ZWERGSÄGEPALME

Harn treibend ◆ Heilt Harnwegsinfektionen

Lässt gutartige Prostataschwellungen abklingen

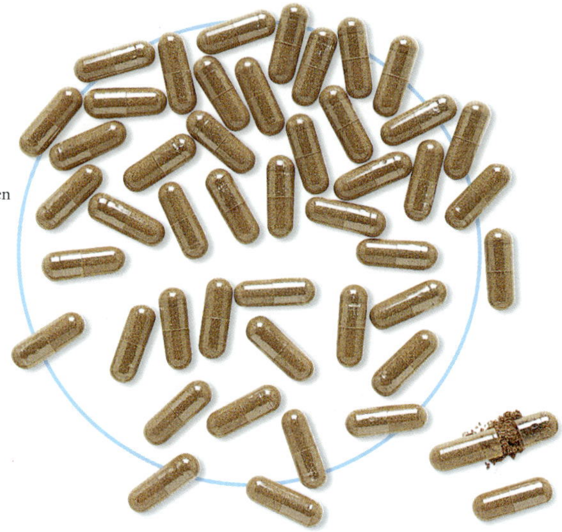

ZWERGSÄGE-PALME
Der Extrakt aus den purpurnen Beeren der Zwergpalme wird zu Zusatzpräparaten verarbeitet.

### DARREICHUNGSFORMEN

- KAPSELN
- TABLETTEN
- TINKTUR

### EMPFOHLENE TAGESDOSIS FÜR ERWACHSENE

- 2–3 KAPSELN ODER TABLETTEN (ENTSPRECHEN 475 mg STANDARDISIERTEM EXTRAKT)
- 2–3 x 2 ml TINKTUR

### BITTE BEACHTEN

**Vor einer Selbstmedikation sollten Männer mit Prostataproblemen zum Arzt gehen und Prostatakrebs ausschließen lassen.**

## WIRKUNGSWEISE

Extrakte aus Zwergsägepalmen scheinen die Aktivität von Dihydrotestosteron (DHT), einer Form des männlichen Hormons Testosteron, zu hemmen, indem sie dessen Anreicherung in der Prostata (Vorsteherdrüse) verringern. Überschüssige Mengen dieser Substanz können die Drüse anwachsen lassen und in der Folge schwerwiegende Probleme für das Harnsystem und den Harnfluss nach sich ziehen. Die Extrakte haben zudem eine Harn treibende und antiseptische Wirkung auf die Harnorgane.

## THERAPEUTISCHE ANWENDUNG

**● HARNWEGSINFEKTE**
Auf Harnwegsinfekte haben Präparate der Zwergsägepalme eine günstige Wirkung. Wiederansteckungen lassen sich durch die Präparate verhindern.

**● GUTARTIGE ERKRANKUNGEN DER PROSTATA**
Standardisierte Zwergsägepalmen-Extrakte mindern nachweislich die Häufigkeit nächtlichen Harndrangs und verbessern einen schwachen Harnfluss wie auch die subjektiven Beschwerden bei gutartiger Schwellung der Prostata, der benignen Prostatahyperplasie.

# SOJA

Kann das Brust- und Prostatakrebsrisiko verringern

Senkt möglicherweise das Herzerkrankungsrisiko

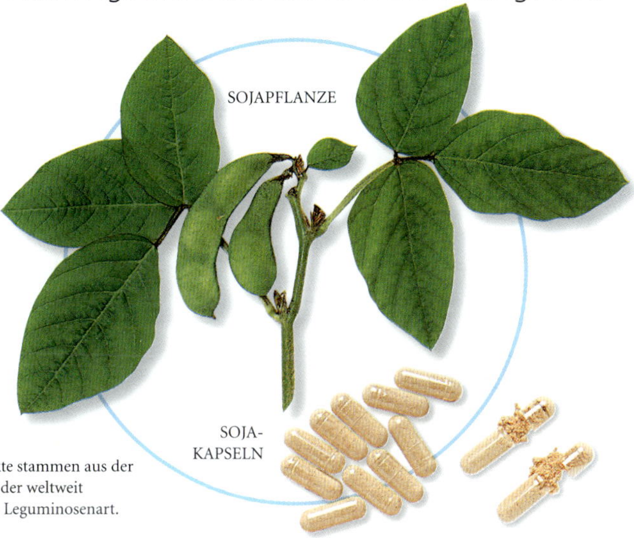


SOJA
Soja-Extrakte stammen aus der Sojabohne, der weltweit angebauten Leguminosenart.

## DARREICHUNGSFORMEN

- KAPSELN
- TABLETTEN AUS STANDARDISIERTEM SOJAKONZENTRAT

## EMPFOHLENE TAGESDOSIS FÜR ERWACHSENE

- BEFOLGEN SIE DIE DOSIERUNGSANLEITUNGEN

## BITTE BEACHTEN

**Wenn Ihre Ernährung bereits viel Soja enthält, sollten Sie zusätzliche Soja-Präparate nur nach Rücksprache mit Ihrem Arzt einnehmen.**

## WIRKUNGSWEISE

Isoflavone und Lignane sind Pflanzenstoffe in der Soja. Sie weisen eine Struktur auf, die dem Hormon Östrogen ähnelt, und als so genannte Phytoöstrogene können sie die Folgen eines zu hohen Östrogenspiegels einschränken. Lignane wirken antioxidativ und vermindern das Schadensrisiko durch freie Radikale.

### THERAPEUTISCHE ANWENDUNG

**● BRUSTKREBS**
Die Isoflavone Genistein und Daidzein hemmen das Wachstum krebsartiger Zellen, indem sie schädlichen Östrogenwerten entgegenwirken.

**● PROSTATAKREBS**
Männer, die Soja verzehren, erkranken seltener an Prostatakrebs. Offenbar schützen östrogenartige Eigenschaften davor.

**● HERZERKRANKUNGEN**
Der regelmäßige Verzehr von Soja senkt den Spiegel des ungünstigen Cholesterins (LDL – das zu verengten Arterien und Herzleiden führt). Wie die Isoflavone haben auch die so genannten Saponine der Soja eine Cholesterin senkende Wirkung.

**● HITZEWALLUNGEN**
Die Einnahme von Präparaten mit Soja-Isoflavonen mildert unangenehme Wechseljahresbeschwerden wie Hitzewallungen.

# BALDRIAN

Entspannt ◆ Kann Schlafmuster herausbilden

Löst Muskelkrämpfe

BALDRIAN
Der lateinische Name lautet *Valeriana officinalis.* Die Pflanzenwurzel wird zur Zubereitung von Tees und anderen Pflanzenheilmitteln verwendet.

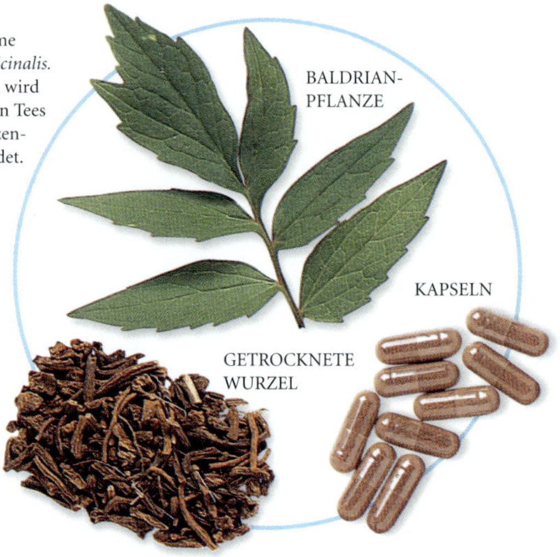


### DARREICHUNGSFORMEN

- KAPSELN
- TABLETTEN/TEE
- TINKTUR

### EMPFOHLENE TAGESDOSIS FÜR ERWACHSENE

- 2–4 TABLETTEN ODER KAPSELN (ENTSPRECHEN 400 mg STANDARDISIERTEM BALDRIANEXTRAKT)
- 1 TASSE TEE
- 1–2 ml TINKTUR

### BITTE BEACHTEN

**Nehmen Sie den beruhigenden Baldrian nur abends ein, und nicht gleichzeitig mit Alkohol oder anderen Beruhigungsmitteln. Schwangere und Stillende sollten Baldrian meiden.**

## WIRKUNGSWEISE

Der Wurzelstock (Rhizom) des Baldriangewächses enthält Valepotriate. Diese Substanzen wirken offenbar direkt auf das Gehirn und entspannen Nervensystem und Muskulatur. Die Dosierungsanleitung sollten Sie genau beachten, da sehr hohe Dosen den Herzschlag beeinträchtigen können. Setzen Sie die Präparate nach zwei, spätestens drei Wochen ab, um mögliche Kopfschmerzen und Herzklopfen zu vermeiden.

### THERAPEUTISCHE ANWENDUNG

**● STRESS UND ÄNGSTE**
Pflanzenheilkundlern ist Baldrian schon seit langem zur Behandlung von Stress und Ängsten und zur Entspannung bekannt.

**● SCHLAFSTÖRUNGEN**
Baldrian hat eine wissenschaftlich gut belegte Entspannungswirkung und wird von Pflanzenheilkundlern zur Behebung von Schlaflosigkeit oft als natürliches Heilmittel empfohlen.

**● MUSKELKRÄMPFE**
Baldrian ist hauptsächlich für seine entspannende Wirkung auf Muskeln bekannt und daher hervorragend für Frauen geeignet, die während der Menstruation an Muskelkrämpfen leiden.

# MÖNCHSPFEFFER

Lindert die Beschwerden bei prämenstruellem Syndrom

Reguliert den Menstruationszyklus ◆ Zur Aknebehandlung

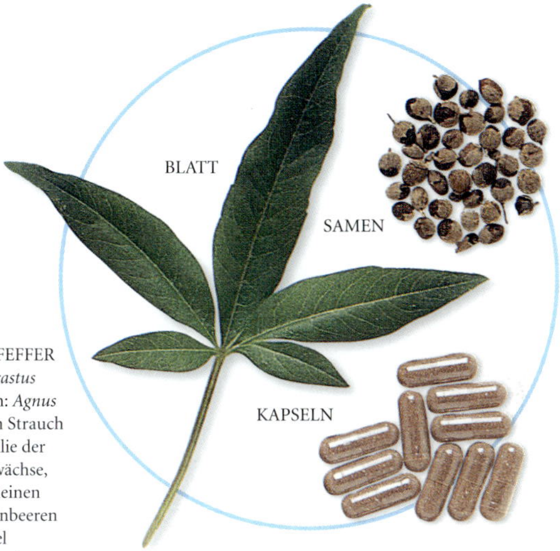


MÖNCHSPFEFFER *Vitex agnus castus* (oder einfach: *Agnus castus*) ist ein Strauch aus der Familie der Verbenengewächse, aus dessen kleinen braunen Steinbeeren die Heilmittel hergestellt werden.

## DARREICHUNGS-FORMEN

- KAPSELN UND TABLETTEN AUS STANDARDISIERTEM EXTRAKT
- TINKTUR

## EMPFOHLENE TAGESDOSIS FÜR ERWACHSENE

AGNUS CASTUS ENTFALTET MORGENS DIE GRÖSSTE WIRKUNG AUF DIE HYPOPHYSE. BEACHTEN SIE DIE DOSIERUNGS-ANLEITUNG.

## BITTE BEACHTEN

**Vermeiden Sie Agnus castus, wenn Sie schwanger sind, stillen oder die »Pille« nehmen – es sei denn, eine Phytotherapeutin rät Ihnen dazu.**

## WIRKUNGSWEISE

Mönchspfeffer-Extrakte enthalten Wirkstoffe wie Iridoide, Flavonoide und ätherische Öle, die einzeln oder gemeinsam auf den Hormonhaushalt einwirken. Als Adaptogen bekannt, gleicht das pflanzliche Arzneimittel Hormonstörungen aus.

### THERAPEUTISCHE ANWENDUNG

**● PRÄMENSTRUELLES SYNDROM**
Mönchspfeffer-Präparate erleichtern nachweislich Beschwerden des prämenstruellen Syndroms wie Blähungen, Brustempfindlichkeit, Übelkeit, krampfartige Schmerzen und Reizbarkeit.

**● UNREGELMÄSSIGE MENSTRUATION**
Studien zufolge können Mönchspfeffer-Präparate den Menstruationszyklus regulieren.

**● WECHSELJAHRE**
Wechseljahresbeschwerden wie Hitzewallungen und Reizbarkeit werden häufig mit Mönchspfeffer behandelt.

**● AKNE**
Mönchspfeffer beeinflusst die hormonellen Probleme, die einer Akne zu Grunde liegen, und verbessert nachweislich das quälende Leiden.

# ERNÄHRUNGSBEDARF

In der Zeit zwischen Geburt und Jugend ändert sich sowohl der Ernährungsbedarf wie auch die Art der Speisen und Getränke. Zunächst sind Kinder von der Versorgung durch die Eltern abhängig, doch mit den Jahren werden sie unabhängiger.

## SÄUGLINGE

Muttermilch ist für den Säugling das Beste, sofern die Mutter sich angemessen ernährt. Nach vier bis sechs Monaten sind die Organe des Kindes so weit entwickelt, dass ergänzend etwas feste Nahrung zugefüttert werden kann. Jetzt braucht das Baby mehr Energie, Eiweiß, Vitamine und Mineralstoffe. Außerdem übt es Beißen, Kauen und Schlucken.

HAUPTNAHRUNGSMITTEL

• Ernährt sich die stillende Mutter ungenügend, benötigt der Säugling Vitamintropfen.

• Der sechsmonatige Abstillprozess beginnt mit kleien Mengen Reis, Gemüse und Fruchtpüree. Es folgen pürierte Mahlzeiten und anschließend grob zerkleinerte Gerichte.

*LEBENSWICHTIGE NÄHRSTOFFE*
*Muttermilch enthält eine ideale Nährstoffkombination und liefert zudem die wichtigsten Abwehrstoffe gegen Infektionen. Spezielle Säuglingsnahrung ist eine gute Alternative, wenn die Mutter nicht stillen kann oder will. Während der Abstillzeit sollten Sie nicht mehr als einen halben Liter Milch täglich füttern.*

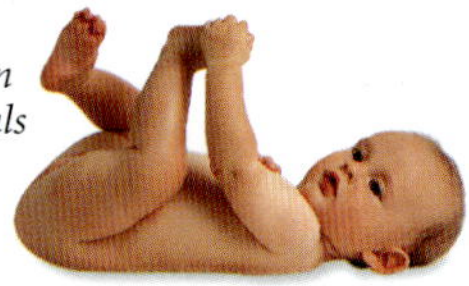

## KLEINKINDER

Bieten Sie Ihrem Kind ein möglichst breites und ausgewogenes Spektrum an Speisen an, so dass es verschiedene Konsistenz- und Geschmacksrichtungen ausprobieren kann. Beugen Sie schlechten Essgewohnheiten von Anfang an vor.

HAUPTNAHRUNGSMITTEL

• Milchprodukte oder mit Calcium angereicherte Sojaprodukte für starke Knochen.

• Fettreicher Seefisch mit lebenswichtigen Fettsäuren, damit sich das Gehirn gut entwickeln kann.

• Zur Eisenversorgung mageres rotes Fleisch und mit Eisen angereicherte Frühstücksflocken.

• Reichlich Obst und Gemüse, die Vitamine, Mineralstoffe und schützen-

*GESUNDES VERHALTEN*
*Kleinkinder brauchen viele kleine und nährstoffreiche Mahlzeiten. Zu viel Stärkehaltiges, Vollkornprodukte, Gemüse, Obst dürfen nicht auf Kosten von energie- und eiweißreichem Essen gehen. Beschränken Sie zuckerhaltige, fettreiche Fertigprodukte. Mit eisenreichen Speisen vermeiden Sie Anämie.*

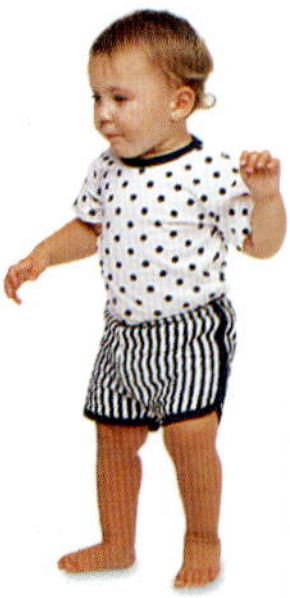

de Pflanzenstoffe bieten, aber auch für Abwechslung in Konsistenz, Geschmack und Farbe sorgen.

## KINDER

Ab dem fünften Lebensjahr sollte die Ernährung gesund und ausgewogen sein und täglich Vollkorngetreide, fünf Portionen Obst und Gemüse und fettarme Milchprodukte enthalten. Zucker- und säurehaltige Nahrungsmittel sollten auf die Mahlzeiten beschränkt bleiben, um das Kariesrisiko zu verringern. Bei Hyperaktivität meiden Sie Nahrungsmittel mit Zusätzen, besonders jene mit leuchtenden Farben (z. B. das gelbe Tartrazin). Eine Kur mit Nachtkerzenöl-Präparaten lohnt sich.

### HAUPTNAHRUNGSMITTEL

- Der Tag beginnt mit angereicherten Frühstücksflocken, Milch, Vollkorntoast und Fruchtsaft.
- Der Vormittagssnack kann aus Milchgetränken und Obst bestehen.
- Hauptmahlzeiten müssen Fleisch, Huhn, Fisch, Käse, Eier oder Hülsenfrüchte sowie stärkehaltige Nahrungsmittel und Gemüse enthalten.
- Vegetarisch ernährte Kinder benötigen ein Kinderpräparat mit Vitaminen und Mineralstoffen.

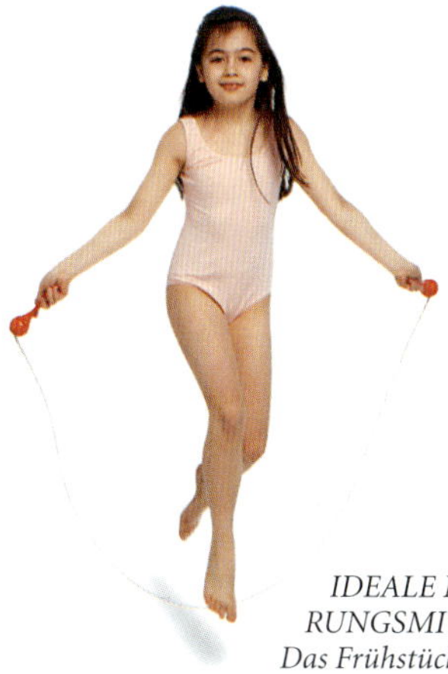

*IDEALE NAHRUNGSMITTEL*
*Das Frühstück ist wichtig, denn es stärkt das Konzentrationsvermögen für den Schulunterricht. Vegetarisch ernährte Kinder wachsen problemlos auf, besonders wenn sie Kinderpräparate mit Vitaminen und Mineralstoffen erhalten.*

## JUGENDLICHE

Letzte Wachstumsschübe in der Jugend stellen besondere Anforderungen an die Ernährung: genügend Energie, Eisen für das gestiegene Blutvolumen, viel Calcium für das Knochenwachstum. Beachten Sie diese Bedürfnisse und vermeiden Sie Überernährung durch Junk Food und Ess-Störungen als deren Folgen.

### HAUPTNAHRUNGSMITTEL

- Milchprodukte, mit Calcium angereicherte Sojaprodukte, eisenreiche Nahrungsmittel (z. B. rotes Fleisch).
- Vollkorngetreide, angereicherte Frühstücksflocken, fettreicher Seefisch, Nüsse, Samen für Wachstum und Entwicklung.
- Früchte, Fruchtsäfte, Gemüse.

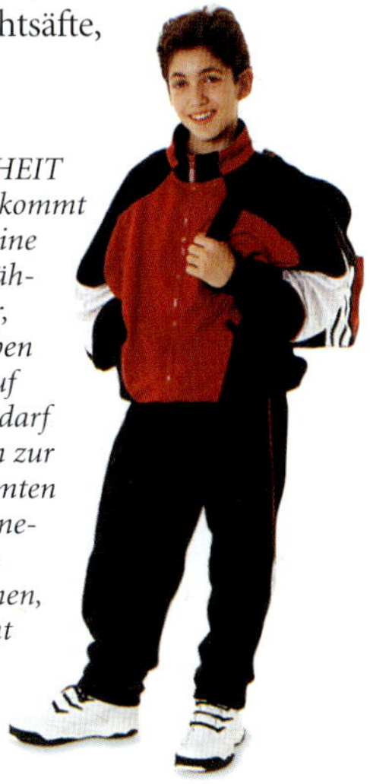

*AUSGEWOGENHEIT*
*In der Jugendzeit kommt es besonders auf eine ausgewogene Ernährung an. Teenager, die vegetarisch leben wollen, müssen auf ihren Nährstoffbedarf achten und sollten zur Deckung des gesamten Vitamin- und Mineralstoffbedarfs ein Präparat einnehmen, das zu 100 Prozent die empfohlene Tagesdosis enthält.*

# ERNÄHRUNGSBEDARF

Je nach Alter ändert sich der Nährstoffbedarf junger Frauen und Männer. Wenn Sie dies beachten und sich gute Ernährungsgewohnheiten angewöhnt haben, schützen Sie sich nicht nur vor allgemeinen Krankheiten, sondern beugen auch Herzleiden oder Arthritis vor.

## ERWACHSENE

Die Erkenntnis wächst, dass eine ausgewogene Ernährung den Gesundheitszustand ein Leben lang verbessern kann. Herzleiden, Unfruchtbarkeit, Prostataprobleme und Stress stehen in Zusammenhang mit der Ernährung. Regelmäßig fettreicher Seefisch, Obst, Gemüse (besonders Zwiebeln, Knoblauch) und Sojaprodukte (z. B. Tofu) beugen hier vor. Selenhaltige Präparate aus Zwergsägepalme und Knoblauch empfehlen sich für Männer.

### HAUPTNAHRUNGSMITTEL

- Makrele, Lachs, Bückling, anderer fettreicher Fisch drei Mal pro Woche.
- Knoblauch, Zwiebeln und Lauch senken den Cholesterinwert.
- Paranüsse sind selenreich.

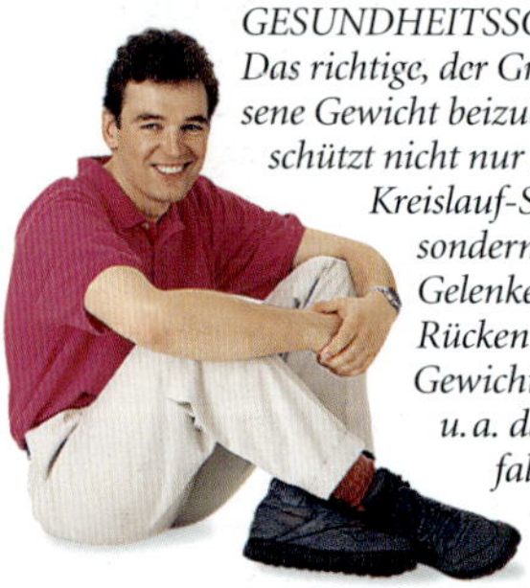

*GESUNDHEITSSCHUTZ*
*Das richtige, der Größe angemessene Gewicht beizubehalten, schützt nicht nur das Herz-Kreislauf-System, sondern auch die Gelenke und den Rücken. Das richtige Gewicht verringert u. a. das Schlaganfall- und Arthritisrisiko.*

- Mageres Fleisch, Geflügel und fettarme Milchprodukte. Beschränken Sie die gesättigten Fettsäuren.

## SCHWANGERE FRAUEN

Schwangere haben einen speziellen Nährstoffbedarf. Vor der Schwangerschaft sollten Sie täglich 400 µg Folsäure (Präparat) einnehmen, um ein Spaltwirbelrisiko beim Kind zu verringern. Eine Ernährung mit vielen lebenswichtigen Fettsäuren fördert die Entwicklung des kindlichen Gehirns und sichert nach der Geburt deren Anteil in der Muttermilch.

### HAUPTNAHRUNGSMITTEL

- Folatreiche Nahrungsmittel: z. B. Rosenkohl, Rote Bete, angereicherte Frühstücksflocken.

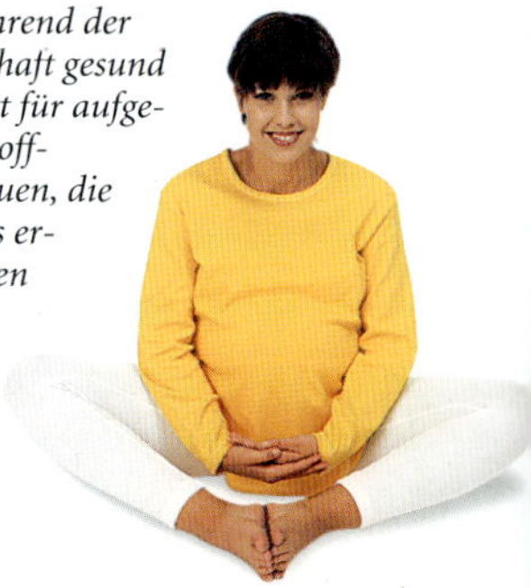

*NÄHRSTOFFREICH ESSEN*
*Wer sich während der Schwangerschaft gesund ernährt, sorgt für aufgefüllte Nährstoffspeicher. Frauen, die sich fleischlos ernähren, sollten dann die Einnahme von Zusatzpräparaten erwägen.*

• Fettreicher Fisch wegen der lebenswichtigen Fettsäuren: z. B. Lachs, Makrelen, Sardinen.
• Eisen: rotes Fleisch, Blattgemüse, Nüsse, Samen, Hülsenfrüchte.

## NACH DEN WECHSELJAHREN

In der Phase nach den Wechseljahren können Sie Ihre Gesundheit gezielt durch Ernährung beeinflussen. Mehr Pflanzenöstrogene, antioxidativ wirkende Vitamine und Mineralstoffe verringern die durch die Östrogenabnahme sichtbaren und versteckten Zeichen des Alterns (auch Osteoporose und Herzleiden).

### HAUPTNAHRUNGSMITTEL

• Produkte mit Pflanzenöstrogenen: Tofu, Sojamilch, Sojajoghurt und -bohnen.
• Milchprodukte und mit Calcium angereicherte Nahrungsmittel: Fruchtsäfte und spezielles Frühstücksgetreide.
• Vielfalt bei Obst und Gemüse (besonders Beeren, Zitrusfrüchte): Verringern die sichtbaren Zeichen des Alterns, schützen die Augen und sorgen für ein gutes Sehvermögen.

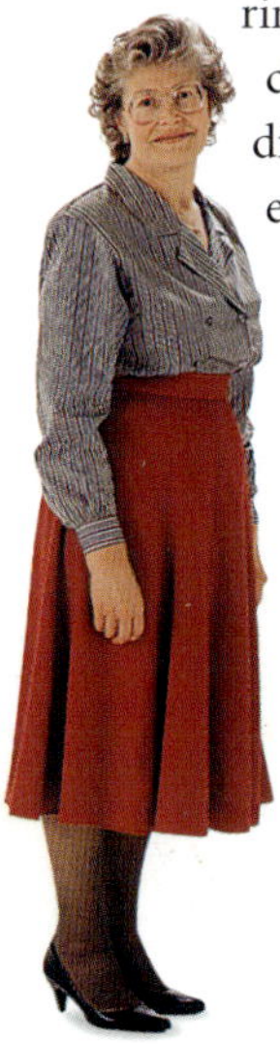

*GESUND BLEIBEN*
*Mit zunehmendem Alter verlangsamen sich die Stoffwechselvorgänge; viele Frauen haben nach den Wechseljahren Gewichtsprobleme. Regelmäßige Bewegung und gesunde Essgewohnheiten stabilisieren das Gewicht, was auch das Selbstwertgefühl und das seelische Wohlbefinden erhöht.*

## ÄLTERE MENSCHEN

Der Prozess des Alterns beeinflusst einerseits den Nährstoffbedarf und wird andererseits selbst von der Art der Ernährung gesteuert. Gute Essgewohnheiten können das Risiko für bestimmte Krebsarten und Herzleiden im Alter senken, denn die Gesundheit lässt sich mit einer ausgewogenen Ernährung optimieren. Für das Gedächtnis und das Sehvermögen, für die Beweglichkeit und den Ausgleich von Vitalstoffverlusten (bedingt durch spezielle Medikamente) gibt es Präparate, die die Ernährung sinnvoll ergänzen.

### HAUPTNAHRUNGSMITTEL

• Rotes Fleisch, fettreicher Dosenfisch mit weichen Gräten: Quellen für gut verwertbares Eisen und Calcium.
• Bananen und Fruchtsäfte: Sie erhöhen die Kaliumzufuhr und erhalten die geistige Klarheit. Antioxidantien helfen bei grauem und grünem Star, Arthritis und geistigem Abbau.
• Präparate mit Multivitaminen und Mineralstoffen, mit Knoblauch, Ginkgo und Lebertran können, wenn ärztlich empfohlen, sehr hilfreich sein.

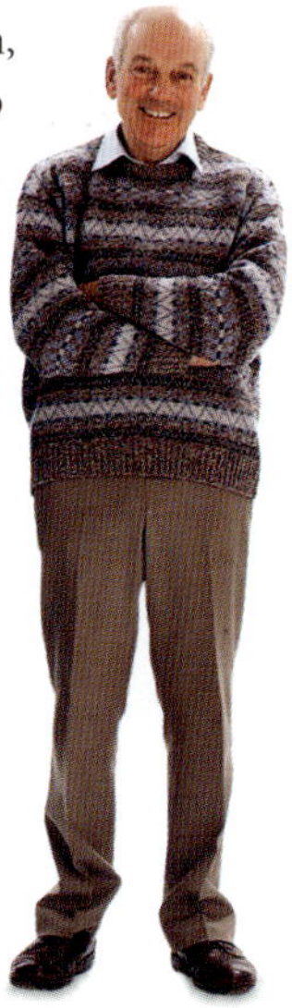

*MAXIMALE VORTEILE*
*Mit dem Alter verlangsamt sich die Resorption gewisser Nährstoffe; auch der Appetit lässt nach. Die kleineren Nahrungsmengen müssen jetzt noch ausgewogener sein. Entscheidend ist, dass das Immunsystem gestärkt wird, entzündliche Krankheiten verringert werden und die Knochen stabil bleiben.*

# Der schnelle Überblick

Sprechen Sie bei Gesundheitsproblemen immer erst mit Ihrem Arzt. In Kooperation mit ihm können Sie bestimmten allgemeinen Krankheiten mit Vitamin-, Mineralstoff- und Pflanzenpräparaten entgegenwirken.

| LEIDEN | PRÄPARATE | TIPPS |
|---|---|---|
| ERKÄLTUNGEN<br>Virusinfektionen verursachen Entzündungen der Hals- und Nasenschleimhäute. Allgemeine Symptome: Halsentzündungen, Schniefen, Niesen, laufende Nase, Kopfschmerzen. | Die tägliche Einnahme eines Vitamin-C-Präparats (4 x 500 mg) verringert nachweislich die Stärke der Erkältung und verkürzt die Genesungszeit. Zinkpastillen helfen bei Halsentzündung; Knoblauch und Echinacea stärken das Immunsystem. | Große Mengen Vitamin C können bei empfindlichen Menschen zu Durchfall und saurem Magen führen. Für sie empfehlen sich nichtsaure Versionen von dem Vitamin. Danach die Dosis von Vitamin C langsam senken, um Entzugssymptome und Skorbut zu vermeiden. |
| PMS<br>Die Beschwerden des prämenstruellen Syndroms setzen etwa zehn Tage vor Menstruationsbeginn ein. Dazu gehören: Verstimmung, Brustempfindlichkeit, Kopfschmerzen, Energielosigkeit, Wasseransammlungen und Reizbarkeit. Die Abstufungen reichen von leicht bis schwer. | Manchen Frauen helfen Vitamin-$B_6$-Präparate (klinische Studien zeigen hier unterschiedliche Erfahrungen). Nachtkerzenöl erwies sich als wirksam bei Brustempfindlichkeit, Blähungen und auch Reizbarkeit. | In Tests erhielten Frauen mit PMS täglich Kapseln (6 x 500 mg) mit standardisiertem Nachtkerzenöl zur Erhöhung der aktiven Komponente GLA. Geringe und qualitativ minderwertige Mengen an Nachtkerzenöl sind wirkungslos. |

| LEIDEN | PRÄPARATE | TIPPS |
|---|---|---|
| OSTEOPOROSE<br>Das Leiden entsteht, wenn Phosphor und Calcium schneller aus dem Knochengewebe entfernt als eingelagert werden. Ein Abbau von Knochensubstanz mit erhöhtem Bruchrisiko ist die Folge. | Das Risiko von Brüchen lässt sich mit täglich 1 000 mg Calcium reduzieren; besonders wichtig für Menschen, die ohne Milchprodukte leben. Die Calciumresorption erfordert Vitamin D, von dem täglich 10 µg eingenommen werden sollten (oder Lebertran bzw. Nachtkerzenöl). | Rhabarber beeinträchtigt die Calciumresorption. Nehmen Sie Calcium abends ein; es wird dann am besten in die Knochen eingelagert. Regelmäßige Bewegung hilft den Knochen, verlorenes Calcium zu ersetzen. |
| UNFRUCHTBARKEIT<br>Eines von sechs Paaren leidet unter Unfruchtbarkeit. Unfruchtbarkeit wird definiert als der vergebliche Versuch, innerhalb von einem Jahr regelmäßigen ungeschützten Sexulaverkehrs ein Kind zu zeugen. Die Fruchtbarkeit des Mannes kann jedoch mit Präparaten verbessert werden. | Zur Erhöhung der Spermienzahl sollten rauchende Männer täglich 250–1 000 mg Vitamin C einnehmen. Sind die Spermienwerte gering, können täglich 600 mg Vitamin E helfen. Beta-Carotin lässt die Spermien reifen, und Zink-Präparate erhöhen ihre Beweglichkeit. | Da Stress ebenfalls zu Unfruchtbarkeit führen kann, sollten beide Partner Freizeitaktivitäten nachgehen, bei denen sie Stress abbauen können, um entspannter und gelöster zu werden. |
| EKZEME<br>Menschen mit Entzündungen der Haut, in Verbindung mit Juckreiz, Rötung und auch Schorf- und Schuppenbildung. Neben einigen Ursachen wie Stress und allergische Reaktionen auf chemische Reizstoffe spielt die Ernährung eine Rolle. | In klinischen Tests hat das Efamol-Nachtkerzenöl-Präparat Röte und Juckreiz bei Ekzemen verbessert. Sein GLA-Gehalt fördert die Bildung von Prostaglandinen – hormonähnliche Substanzen, die Hautentzündungen lindern. | In manchen Fällen bilden sich Ekzeme zurück, wenn Milch, Milchprodukte und Eier weggelassen werden. Meiden Sie scharfe Reinigungsmittel. Bauen Sie Stress mit Entspannungsübungen wie Yoga ab. Zwei Tropfen Lavendelöl im Badewasser helfen ebenfalls. |

| LEIDEN | PRÄPARATE | TIPPS |
|---|---|---|
| PSORIASIS<br>Schuppenflechte, eine entzündliche Hauterkrankung, äußert sich in dicken, roten Flecken mit silberweißen, fest haftenden Schuppen. Besonders betroffen sind Ellbogen, Knie, Kopfhaut, Rumpf und Rücken. Manchmal entzünden sich diese Stellen. | Täglich 3 g Fischöl-Präparate konnten die Beschwerden lindern. Die im Tran vorhandene EPA (Eicosapentaensäure) hemmt Entzündungen. Täglich 15 mg Zink und 250 mg Vitamin C helfen, Infektionen der Schuppenflechte zu bekämpfen. | Drei Mal täglich Tee aus der Klettenwurzel (15 Minuten sieden lassen) verbessert die schuppige Haut. Essen Sie mehr fettreichen Fisch (Lachs, Makrelen, Sardinen) und reduzieren Sie gesättigte Fettsäuren tierischer Herkunft. |
| KONZENTRATIONSMANGEL UND MÜDIGKEIT<br>Konzentrationsschwäche und ständige Müdigkeit können Symptome einer Eisenmangelanämie sein. Die Gefahr besteht besonders bei fleischloser Ernährung – insbesondere bei Mädchen und Frauen. Die Beeinträchtigung reicht von Konzentrationsproblemen bis hin zu Fahruntüchtigkeit. | Ernährungsfehler lassen sich mit täglichen Gaben eines Multivitamin- und Mineralstoffpräparats, das 15 mg Eisen enthält, ausgleichen. Für eine verbesserte Eisenresorption ist ein Präparat, das 100 Prozent der empfohlenen Tagesdosis an Vitamin C, Kupfer und Folsäure enthält, ideal. | Die Präparate nicht mit Tee einnehmen, da Tannin die Eisenaufnahme hemmt. Nehmen Sie nicht mehr Zink ein als empfohlen, da sonst die Verfügbarkeit von Eisen im Körper gestört ist. Wenn Sie fleischlos essen, essen Sie fettreichen Seefisch, Nüsse und Samen. |
| BEDRÜCKTHEIT<br>Niedergeschlagenheit und leichte Depression können zu starker Traurigkeit führen. Zu den Auswirkungen gehören seelische Not, Negativität, Selbstzweifel, Weinerlichkeit, Schlaflosigkeit und Appetitmangel. | Klinische Studien beweisen, dass standardisierte Johanniskraut-Extrakte genauso wirksam sind wie Medikamente. Auch Baldrian hilft auf Grund seiner entspannenden und schlaffördernden Eigenschaften. | Sprechen Sie über Ihre Gefühle, vermeiden Sie langes Alleinsein. Bei anhaltenden Beschwerden zum Arzt gehen. Das ätherische Öl des Muskatellersalbei entspannt und hebt die Stimmung. Zum Inhalieren 2–3 Tropfen in ein Gefäß mit dampfendem Wasser geben. |

| LEIDEN | PRÄPARATE | TIPPS |
|---|---|---|
| RÜCKENSCHMERZEN<br>Bandscheibenvorfälle und Nerven- und Muskelverletzungen sind schmerzhaft und schwächen. Sobald medizinische Ursachen ausgeschlossen sind, können zur Linderung Pflanzenpräparate verwendet werden. | Studien belegen, dass bei unspezifischen Rückenschmerzen der standardisierte Extrakt der Teufelskralle hilft. Auch entzündungshemmende Vitamine und Mineralstoffe wie in Nachtkerzenöl und Fischöl helfen. | Massagen, Körper- und Entspannungsübungen erleichtern die Beschwerden. Die beste Strategie bei Übergewicht ist die langsame Gewichtsabnahme, bis das Normalgewicht erreicht ist. |
| SCHLAFLOSIGKEIT<br>Meist führen Ängste zu Einschlaf- oder Durchschlafstörungen. Es gibt auch andere Gründe wie Krankheit, Schmerzen, Bewegungsmangel, Depression oder Lärmbelästigung. | Baldrian und Passionsblume sind ebenso Schlaf fördernd wie Kombinationspräparate mit *Melissa officinalis*, Hopfenextrakt und Zitronenmelisse. | Vor dem Schlafengehen empfehlen sich leichte Übungen, einige Tropfen Lavendelöl im Badewasser und Entspannungstechniken. |
| HOHES CHOLESTERIN<br>Ein hoher Cholesterinspiegel kann zu Arteriosklerose führen (Fettablagerungen an den Arterieninnenwänden) wobei sich Arterien verengen, der Blutdurchfluss behindert und das Herzerkankungsrisiko erhöht wird. | Standardisierter Knoblauchextrakt senkt hohe Cholesterinwerte. Fischöl-Präparate mit EPA (Eicosapentaensäure) senken die Blutfettwerte und verdünnen das Blut, wodurch die Gefahr der Blutgerinnselbildung vermindert wird. | Meiden Sie gesättigte Fettsäuren in Butter, Sahne, Vollmilchprodukten, fettem Fleisch und Fleischprodukten. Ein normales Gewicht und regelmäßige leichte Übungen helfen die Cholesterinwerte zu senken. |
| REIZKOLON<br>Eine Erkrankung des Dickdarms mit Durchfall, Blähungen, Schmerzen und Krämpfen. Die Ursache gilt als unbekannt; die körperlichen und seelischen Folgen sind beträchtlich. | Pfefferminz-Präparate lindern Blähungen. Probiotische Präparate sorgen für physiologisch wertvolle Bakterien im Dickdarm und lindern die Beschwerden. Mischungen aus Nachtkerzen- und Fischöl helfen bei Entzündugen. | Essen Sie probiotische Nahrungsmittel wie bioaktiven Joghurt. Oft führen der Ausschluss von Weizen oder die Zufuhr von mehr Ballaststoffen zu Erleichterungen. Auch Entspannungstechniken wie Meditation helfen. |

# Glossar

**ALPHA-TOCOPHEROL:** Eine natürliche Form des Vitamin E, wie sie zu 90 Prozent im Gewebe des Menschen vorkommt.

**ANGINA PECTORIS:** Druck und Schmerzgefühl hinter dem Brustbein infolge Sauerstoffmangels des Herzmuskels; strahlt meist in die Arme aus.

**ANTHOCYANE:** Blaue, violette und rote wasserlösliche, antioxidativ wirkende bioaktive Pflanzenstoffe, die in Früchten, Blumen und Blättern vorkommen.

**ANTIOXIDANTIEN:** Substanzen, die vor möglichen Schädigungen durch freie Radikale (reaktionsfreudige Substanzen) schützen.

**BAKTERIEN:** Gruppe von Mikroorganismen, die teils nützlich, teils schädlich für den Körper sind.

**BETA-CAROTIN:** Orangegelber bioaktiver Pflanzenstoff (in Gemüsen wie Spinat durch das grüne Pigment Chlorophyll verdeckt).

**BIOFLAVONOIDE:** Auch Flavonoide genannt – eine Gruppe von mehr als 2 000 Pflanzenstoffen mit antioxidativen und farbgebenden Eigenschaften.

**CHOLESTERIN:** Kommt in allen Geweben vor und ist eine Substanz, die für viele Stoffwechselfunktionen benötigt wird (HDL, LDL). Gebunden an Eiweiß wird sie im Blut transportiert. Zu viel LDL ist ein Risikofaktor für Herzleiden.

**DAIDZEIN:** Ein Isoflavon in Sojabohnen, Tofu und Sojamilch.

**DIABETES MELLITUS:** Krankheit, für die auf Grund eines Insulinmangels oder verminderter Insulinwirkung ein erhöhter Blutzuckerspiegel typisch ist.

**ELLAGSÄURE:** Phenolisches Flavonoid mit antioxidativen Eigenschaften.

**EMPFOHLENE TAGESDOSIS:** Richtwert, der die für Erwachsene gesundheitsförderliche Menge an Vitaminen und Mineralstoffen benennt.

**ENZYME:** Eiweißverbindungen, die als Katalysatoren (Reaktionsbeschleuniger) biochemische Vorgänge im Organismus ermöglichen.

**FREIE RADIKALE:** Instabile, reaktionsfreudige Substanzen, die sich infolge natürlicher Atmungsvorgänge im Körper bilden und auch durch ultraviolettes Licht, Rauchen und Luftverschmutzung entstehen. Freie Radikale werden unentwegt gebildet und schließlich wieder aufgespalten. Sie schädigen die Zellen im Körper und lösen Krankheiten wie Krebs oder Herzleiden aus.

**GLUTEN:** Ein Eiweißkomplex, der in Weizen und Roggen vorkommt.

**GLYKÄMISCHER INDEX:** Ein Hilfsmittel zur Kategorisierung von Nahrungsmitteln, die nach ihrer Wirkung auf den Blutzuckerspiegel bewertet werden.

**GRÜNER STAR:** Augenerkrankung mit erhöhtem Augeninnendruck.

**HOMOCYSTEIN:** Entsteht im Körper durch rasche Umwandlung der lebenswichtigen Aminosäure Methionin. Homocystein erneuert Gewebe, das in einem geschädigten Bereich liegt, und wird dann schnell wieder in Methionin umgewandelt. Für diesen Vorgang ist das wichtige B-Vitamin Folat nötig.

**HORMONE:** Wirkstoffe, die meist von besonderen Hormondrüsen gebildet und ins Blut abgegeben werden. Sie steuern Gewebe- und Organfunktionen.

**INSULIN:** Ein Hormon, das in der Bauchspeicheldrüse gebildet und bei Bedarf ins Blut abgegeben wird, um den Blutzuckerspiegel zu regulieren. Für bestimmte Diabetiker-Typen kann das Spritzen von Insulin notwendig sein.

**ISOFLAVONE:** Bioaktive Pflanzenstoffe mit leicht östrogenähnlichen Eigenschaften. Sie kommen zum Beispiel in Soja und Sojaprodukten wie Tofu vor.

**KAPILLAREN:** Feinste Blutgefäße, die Teil eines großen Gefäßsystems sind. Sie ermöglichen den raschen Gas- und Stoffaustausch zwischen den Flüssigkeiten und umgebenden Geweben.

**KARZINOGENE:** Krebs erregende Stoffe oder Faktoren.

**LIGNANE:** Bioaktive Pflanzenstoffe mit antioxidativen und östrogenartigen Eigenschaften. Lignane kommen in Beeren, Leinsamen und Vollkorngetreide vor.

**MAKULADEGENERATION:** Degeneration der Macula lutea, des »gelben Flecks« am hinteren Augenpol auf der Netzhaut, der Stelle des schärfsten Sehens. Die Makuladegeneration ist die häufigste Form der Altersblindheit.

**ÖSTROGENE:** Ein Hormon, das in den Eierstöcken der Frau gebildet wird. Natürlich vorkommende Östrogene sind Östriol, Östron und Östradiol.

**PROSTAGLANDINE:** Hochwirksame hormonähnliche Stoffe, die in Geweben vorkommen. Ihre Bildung kann durch die Ernährung beeinflusst werden.

**PSORIASIS:** Chronische Hautkrankheit mit roten schuppigen Flecken.

**RETINSÄURE:** Vitamin-$A_1$-Säure (aus Retinol) zur Aknebehandlung.

**STANDARDISIERTER EXTRAKT:** Ein Pflanzenextrakt mit einer eindeutig festgelegten Konzentration an Wirkstoffen.

**TANNIN:** Ein Gerbstoff, enthalten in Tee, Carobbohnen und unreifen Früchten, der im Mund zusammenziehend wirkt. Tannin verbindet sich mit Stoffen wie Eisen, das dem Organismus dann nicht mehr zur Verfügung steht.

**TINKTUR:** Flüssiger, meist alkoholischer Pflanzenauszug.

**ZEAXANTHIN:** Ein Carotinoid mit gelber Pigmentierung und antioxidativen Eigenschaften. Dieser bioaktive Pflanzenstoff kommt zum Beispiel in Mais oder Eigelb vor.

# REGISTER

# Dank

**DANK DER AUTORIN:** Ein besonderes Dankeschön gilt meiner Verlegerin Susannah Steel, die mir das Schreiben des Buches zum Vergnügen machte, und Alison Lotinga für die wunderschöne Bildgestaltung. Vielen Dank auch an MC und Daphne von Dorling Kindersley für ihre geduldige Unterstützung.

**DANK DES VERLAGS:** Sarah Ashun, Paul Bricknell, Jonathan Buckley, Andy Crawford, Michael Dent, Phillip Dowell, Mike Dunning, Andreas Einsiedel, Neil Fletcher, Steve Gorton, Barnabas Kindersley, Dave King, David Murray, Ian O'Leary, Stephen Oliver, Roger Phillips, Susanna Price, Tim Ridley, Jules Selmes, Karl Shone, Clive Streeter/Patrick Mcleary, Matthew Ward, Jery Young: Fotografien. Denise O'Brien, Melanie Simmonds, Marcus Scott: DK-Bildarchiv. Hilary Bird: Register. Sharon Flynn von der Holland & Barrett Retail Ltd. für die Versorgung mit Präparaten.

**BILDNACHWEIS:** S. 18: Pfefferminze und Kapseln – Judith Smallwood; S. 110: Propolis-Rohprodukt – Bee Health Limited.